U0102987

溫泉療癒：

溫泉保養地 Badekurort

與

健康旅遊

黃躍雯(世新大學觀光系專任教授，國家公園溫泉規劃與管理專業)

林永棋(溫泉地健康利用規劃與設計，日本中央溫泉研究所管理師)　著

徐唯正(溫泉旅館管理顧問，中華科大觀光餐旅系專任教師)

博客思出版社

目錄

初見「溫泉保養地」的巡禮

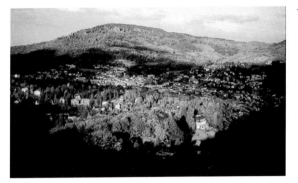

1. 德國是「溫泉保養地」（Badekurort）的發源地，截至目前全德共有 270 個 Badekurort。其中尤以「巴登巴登（Baden Baden）」溫泉保養地，最為有名，最具代表性。它位於德國西南部黑森林的山麓，山明水秀，氣候宜人，景致相當優美，森林覆蓋率高達 61%，非常適合發展「健康旅遊」。

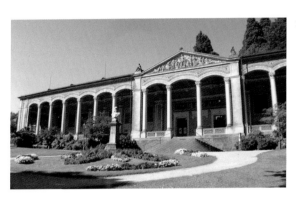

2. 德國「巴登巴登市」為全球著名的「溫泉保養地」。圖中希臘建築的飲泉廳，建於 1839 年，90 米長廊的牆壁上，畫有 14 幅有關當地黑森林神話故事的濕壁畫。

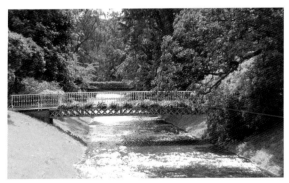

3. 巴登巴登溫泉保養地有烏斯河（Oos）流過，是萊茵河的支流，區內還有流泉環繞，除了可提供水源利用之外，也為保養地的地景增色不少。

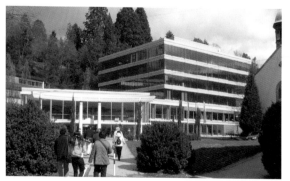

4. 造訪巴登巴登溫泉保養地的旅客絡繹不絕，最主要的目的就是去使用溫泉浴場。圖中這個浴場叫做「卡拉卡拉浴場」，它的外觀很有現代感。

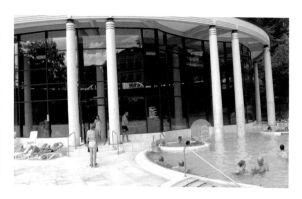

5. 卡拉卡拉浴場，可以由室內溫泉大池直接通往戶外溫泉池，這樣客人在冬天使用時，可以避免受到風寒。

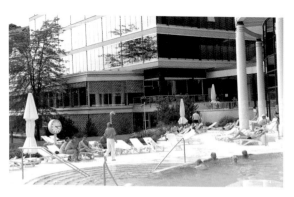

6. 卡拉卡拉浴場戶外的陽光浴區，擺設著不少躺椅，可供泳客進行陽光浴。

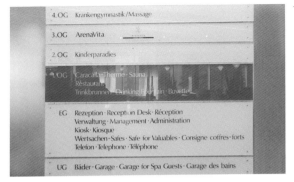

7. 卡拉卡拉浴場備有極為豐富的溫泉設施，整棟建築共有五層樓，其中 1-2 樓供作 SPA 用品販賣區、水療池區、桑拿區等，3 樓是兒童遊樂區，4 樓為 SPA 療程活力區（Arena Vita），5 五樓是健身指導與按摩區。

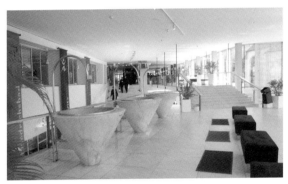

8. 卡拉卡拉浴場大廳二樓之飲泉區，提供客人溫泉飲用，但如未有溫泉療養計畫書者，不宜過度飲用。

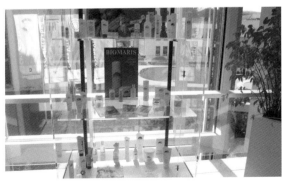

9. 卡拉卡拉浴場也販售一些溫泉保養品，例如「海泥」是一種從氯化鈉（食鹽）溫泉提煉而成的結晶物。

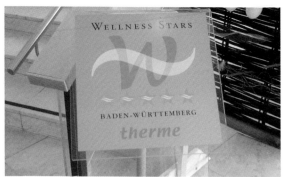

10. 卡拉卡拉浴場提供豐富的設施，且多用心在經營，也因而獲得極高的評價。圖中所放置的立牌，是它獲得最高評鑑的標章。

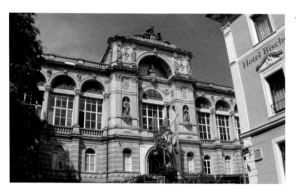

11. 巴登巴登除了卡拉卡拉浴場以外，另外還有一個極為有名的浴場——「菲特烈浴場」。這個帶有古色古香風格的浴場，不同於卡拉卡拉浴場的現代感。

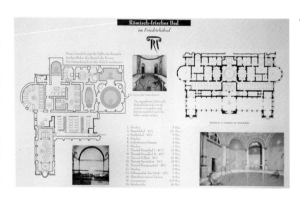

12. 「菲特烈浴場」所提供的設施分佈在各種不同的功能分區，供遊客使用，共有16站。「菲特烈浴場」的16站，主要是男女分開泡湯，只有在圖中心點的第11站例外，這一站可以男女共浴。菲特烈浴場亦公告有泡湯時間的建議表，有的是1分鐘，有的則可長達30分鐘。

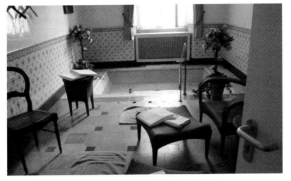

13. 這是菲特烈浴場療程配套的「湯屋」。在德國的溫泉保養地很少設置有「湯屋」，但這種湯屋在日本卻是相當地普遍。

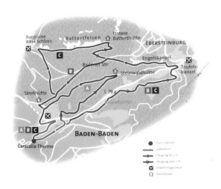

14. 整個巴登巴登溫泉保養地，建置了許多保養步道。

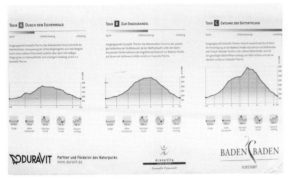

15. 保養步道可分成 A、B、C 三級，是依照步道的坡度、高度、距離及使用者的心臟與體力負荷程度，而做的分級。

初見「溫泉保養地」的巡禮 9

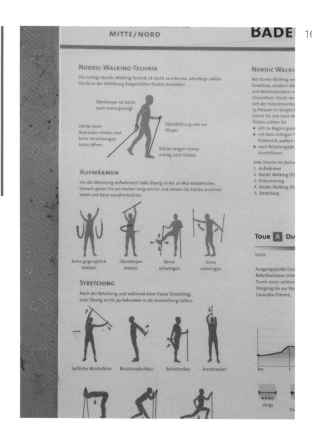

16. 該圖提供在巴登巴登自然步道的入口處有一指示牌，教大家如何使用北歐健走杖進行熱身、伸展運動與正確使用方式等，以避免下肢關節不正確運動受傷。

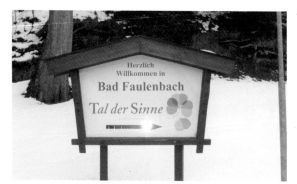

17. 在德國地名前，如能冠上「Bad」（音譯為「巴特」，就是指溫泉保養地），必須是經過德國官方「溫泉」與「環境」兩大項的認證方可。如看板中的 Bad Faulenback，即譯作「巴特福倫巴赫溫泉保養地」。

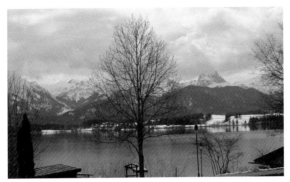

18. 巴特福倫巴赫緊鄰德國新天鵝城堡,位處阿爾卑斯山與歐伯湖、米達湖兩個湖泊之間,風景相當優美。

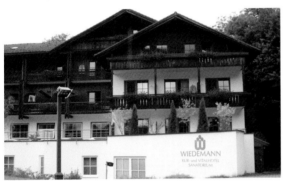

19. 巴特福倫巴赫溫泉保養地的「維德曼保養旅館」,是具備療養院性質的保養旅館。

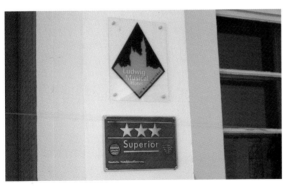

20. 巴特福倫巴赫溫泉保養地的「路德維希保養旅館」,使用音樂療法做為其主軸療程。

初見「溫泉保養地」的巡禮　11

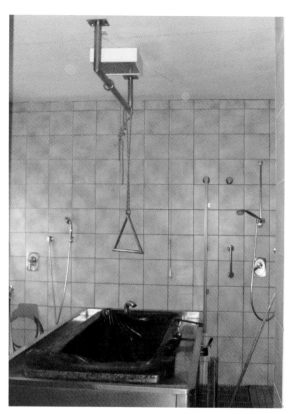

21. 巴特福倫巴赫保養地的「雅
克博保養旅館」內的殘障
治療池，利用扶手、拉環、
升降座椅等器材，協助殘
障人士進行水療康復療程。

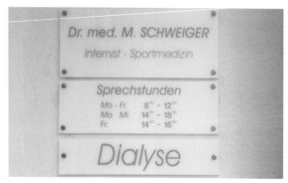

22. 巴特福倫巴赫保養地建有一
診所，提供因意外事故、運
動及職業傷害、防治老化等
相關的物理治療。

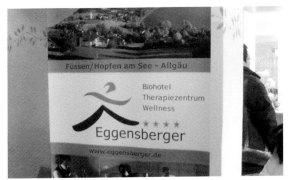

23. 每個保養地的保養旅館皆有屬於自己的主軸療法。本圖是菲森地區的「埃根斯貝格」保養旅館，主要是以生機療法為主。

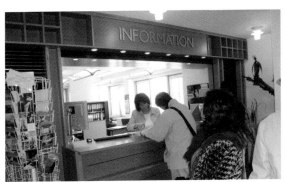

24. 這是德國另外一個溫泉保養地，叫做「巴特艾布林」（Bad Aibling），該圖遊客服務中心提供溫泉保養旅館、溫泉水療館等資訊服務。

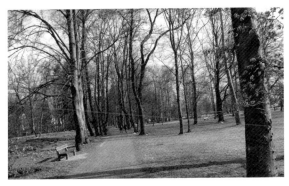

25. 巴特艾布林溫泉保養公園，鋪設有可避免關節傷害之細石路面。附近有水療館（Therme）、小型高爾夫球場、網球場、植物園與博物館等休閒設施。

初見「溫泉保養地」的巡禮 13

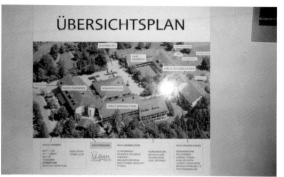

26. 位於巴特艾布林溫泉保養地東邊的保養旅館，以提供舉辦會議場所而著名，有會議研討場館、療程室、水療室與健身房等配置。

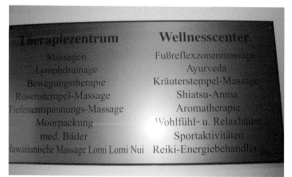

27. 在該保養旅館水療中心，提供各種促進身體健康的設施與療法。

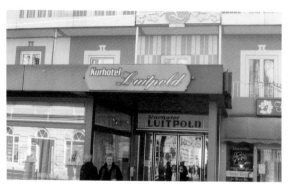

28. 路易波德保養旅館位於巴特沃里斯霍芬（Bad Wörishofen）溫泉保養地的中心，鄰近有溫泉保養公園、水療館、克奈普水療與地形療法步道等設施。

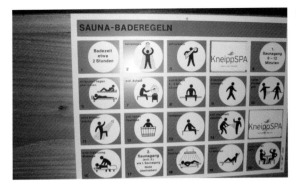

29. 巴特沃里斯霍芬的克奈普
保養旅館的牆上提供一些
有關 SPA、桑拿、水療、
按摩、光線浴等健康指導。

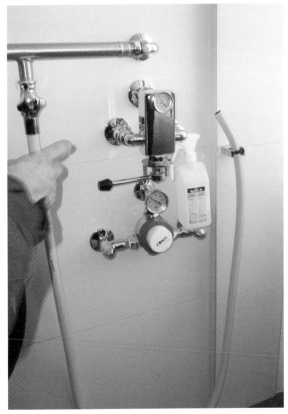

30. 克奈普水柱療法設備，可
針對保養客的上肢、下肢
與軀體，給予不同水柱冲
灌冷熱水溫與不同強度的
刺激治療，以改善身體的
不適。

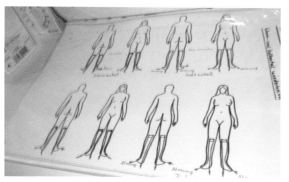

31. 圖中克奈普水柱療法使用熱水（紅色）與冷水（藍色）進行沖灌治療，熱水與冷水使用的時間配比為10：1。

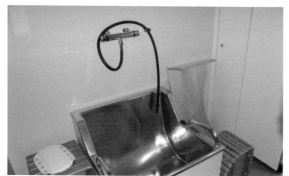

32. 這是提供給婦女產後收縮骨盆腔所使用的設施。它的設計是讓婦女坐上去，再進行骨盆腔的緊張舒緩調整。

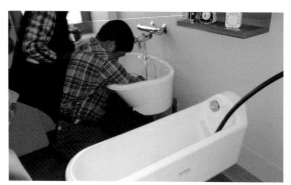

33. 克奈普手臂浴利用不同的藥草精油浸泡，以改善手臂、關節等不適狀況。

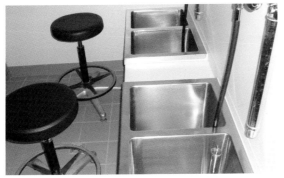

34. 克奈普藥草精油小腿浴，是使用不同的藥草精油浸泡，以改善足部關節與肌肉不適狀況。

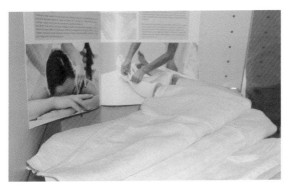

35. 克奈普小腿包裹法，是以冷水或熱水浸濕的亞麻布來包裹小腿，目的在於改善小腿的靜脈曲張。

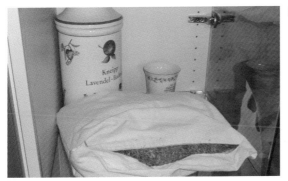

36. 巴特沃里斯霍芬保養旅館提供克奈普藥草枕頭、藥草睡袋與藥草床等，可幫助保養客放鬆情緒、容易入眠以提高睡眠品質。

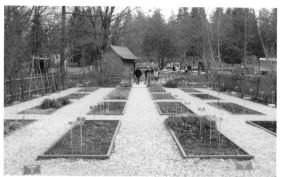

37. 克奈普芳香藥草園除了種植各類藥用香草，還開設有關香草的認識及香草醫療、欣賞等課程，甚至還會有專人教導如何種植香草，以及香草料理的製作。

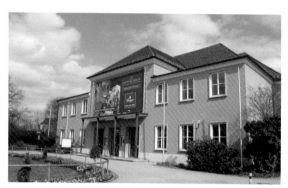

38. 屬於克奈普保養地型態的巴特沃里斯霍芬之保養旅館，必須通過克奈普保養療法的專業認證。克奈普保養地經由認證的克奈普療養館，提供保養客專業的克奈普療法服務。

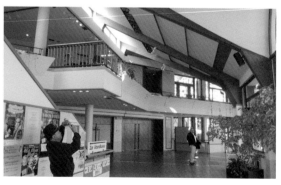

39. 巴特沃里斯霍芬克奈普機構直營的保養旅館，提供保養客進行至少 3 周的克奈普療程。

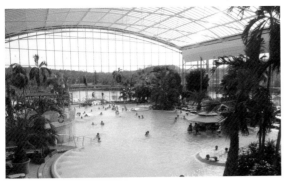

40. 巴特沃里斯霍芬水療館
（Therme）室內的加勒比
海風格水療池，其屋頂可
視天氣變化而開閉。

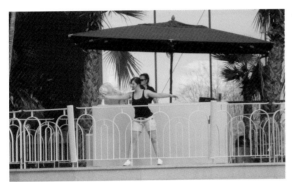

41. 巴特沃里斯霍芬水療館的
水中體操指導員，有免費
定期水中健康體操運動活
動，泳客都可自由參加。

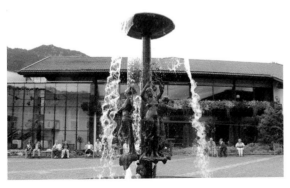

42. 加米許氣候保養地的保養
公園（Kurpark），入口的
噴水池廣場，是保養客喜
歡的日光浴與社交聯誼場
所。此公園為紀念在當地
出生的德國著名作家及導
演邁克爾・恩德（Michael
Ende）而設置許多相關雕
像。

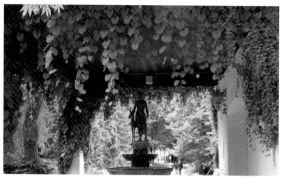

43. 加米許保養公園（Kurpark）
有許多因著導演邁克爾‧
恩德所拍攝電影的情節而
設置的雕塑，遍佈於保養
公園內。

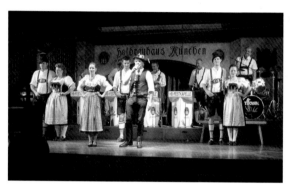

44. 溫泉保養地亦安排具有濃厚
德國傳統服飾的音樂、舞蹈
的歌舞表演活動。

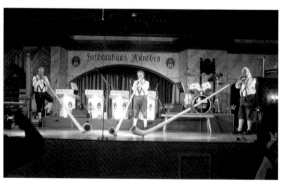

45. 旅遊行程也常納入當地傳
統的樂器表演，圖中超長
的樂器稱之為「阿爾卑斯
山號角」。

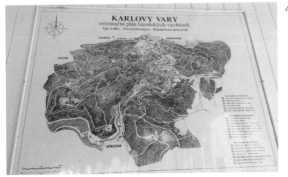

46. 捷克西部卡羅維瓦利（Karlovy Vary）是相當著名的國際級溫泉療養地，該地位於斯拉夫科林森林(Slavkov forest)的北部；森林南部也有「溫泉皇后」之稱的瑪麗安斯基溫泉療養地。

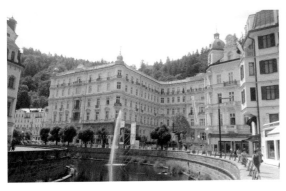

47. 捷克卡羅維瓦利（Karlovy Vary）首屈一指的普普（PUPP）皇家溫泉旅館，每年國際電影節都在此舉辦，是參展藝人最喜歡入住的旅館。

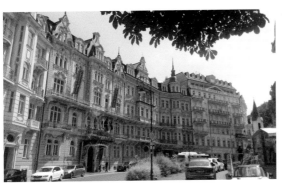

48. 卡羅維瓦利特普拉河(Tepla River)上游的內溫泉區，有很多高級療養旅館，與河流對面的普普（PUPP）皇家溫泉旅館，都屬奢華療養度假區。

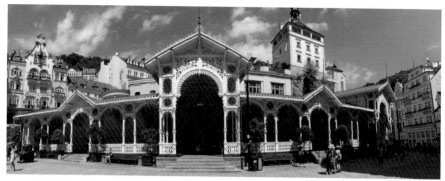

49. 卡羅維瓦利市場溫泉迴廊建於 1883 年，1990 年代重建。該迴廊設置有查理四世泉、下宮堡泉與市場泉等三泉源的飲泉台。

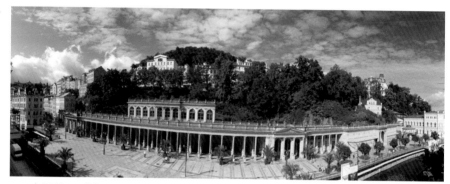

50. 卡羅維瓦利磨坊飲泉迴廊因附近原有的磨坊而命名，由捷克名建築師 Josef Zitek 所設計，於 1881 年興建完成，是溫泉遊客休閒散步喜愛的場所。

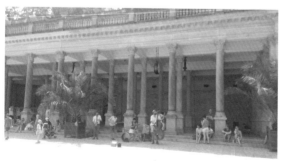

51. 卡羅維瓦利「磨坊溫泉」的迴廊廣場，常有街頭藝人從事音樂表演。

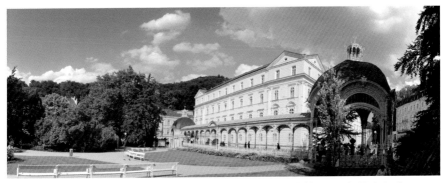

52. 卡羅維瓦利「德弗札克公園鐵柱溫泉迴廊」的飲水設施於 1881 年興建完成，2002 年進行重建。目前是每年國際電影節的戶外舉辦場所，也是保養客喜歡駐足的休閒場所。

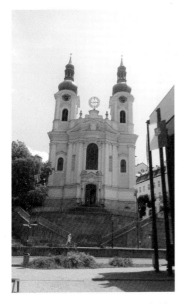

53. 位於卡羅維瓦利溫泉療養地的聖瑪利亞教堂，建於 1736 年被列入國家文化古蹟，是捷克最重要的巴洛克建築，也常是當地遊程參訪的景點。

54. 卡羅維瓦利 SPA 水療飯店，是第 50 屆國際電影節頒獎典禮、參展電影宣傳展示與放映的場所，也是著名的現代溫泉水療飯店。

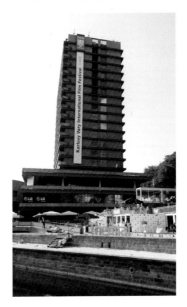

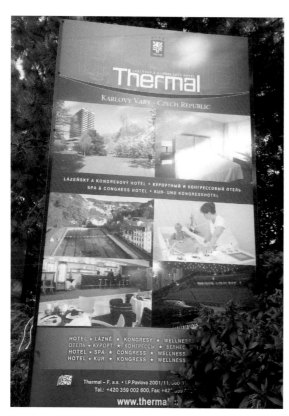

55. 該圖為卡羅維瓦利的溫泉水療飯店之水療假期套裝廣告。

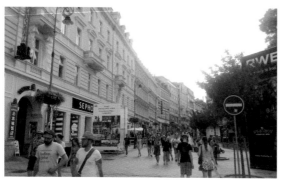

56. 卡羅維瓦利特普拉河下游的商店街區，有提供中長期保養客的平價旅館、短租公寓、水療館與水療診所等配套設施。

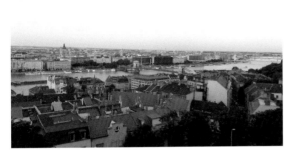

57. 從布達城堡可鳥瞰布達城區與佩斯城區，也可看到多瑙河。布達佩斯由於位於斷層帶地質區，蘊藏著豐富的溫泉資源。

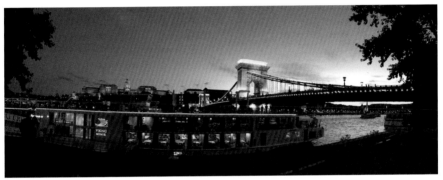

58. 圖中的大橋為布達佩斯的地標 -- 塞切尼鏈橋，橋畔為多瑙河遊艇碼頭。在這裏的溫泉療養套裝行程大多會安排遊艇夜遊與遊艇晚宴，讓客人欣賞多瑙河沿岸的漂亮夜景。

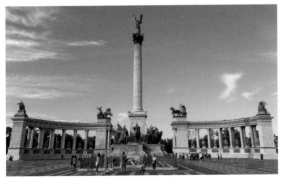

59. 該圖是布達佩斯城市公園的英雄廣場，附近除了有塞切尼溫泉浴場外，還有美術博物館、藝術廳、匈牙利音樂中心，以及被列為世界遺產的德列斯林蔭大道建築。這些廳館設施常被列入溫泉療養套裝遊程的景點。

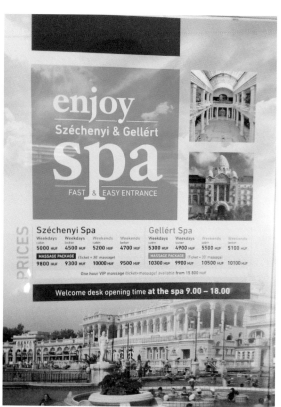

60. 本圖為塞切尼溫泉浴場與蓋勒特浴場的廣告。

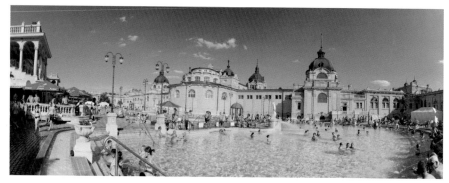

61. 布達佩斯素有歐洲溫泉之都的稱譽，其塞切尼溫泉浴場的巴洛克黃色建築歷史超過百年，是歐洲歷史悠久的溫泉浴場。

BEAUTY SALON PRICE LIST

FACE MASSAGE:

Face, décolltage and neck massage	3500.- Huf
Face massage with hand paraffin	5500.- Huf
Face massage with warm stones	6600.- Huf

CLEANING TREATMENT:

Basic cleaning 40 min	5500.- Huf
Basic cleaning + mask 1 h	7500.- Huf
Keeping in balance cleaning 1,5 h	9500.- Huf

HYDRATING TREATMENT:

45 min	7000.- Huf
1 h	8500.- Huf
With eye - lifting 1 h	11.500.- Huf

ANTI – AGING TREATMENT:

1, 5 h	15.000.- Huf
+ eye - lifting with eye - mask 1,5 h	17.000.- Huf

EXCLUSIVE TREATMENT:

With gold and caviar(icra) 1, 5 h	16.000.- Huf
With eye - lifting and free hand paraffin 1, 5 h	20.500.- Huf

CELLULITE TREATMENT:

Body shaping ultrasonic lipolysis 1 h	12.000.- Huf

62. 從塞切尼溫泉浴場牆上所張貼的美容沙龍療程項目表，看得出它主要在提供臉部保養、排毒、水療、抗衰老、獨家石蠟與身體橘皮組織等療程服務。

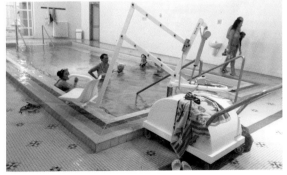

63. 塞切尼溫泉浴場室內殘障溫泉池，提供給行動不便的溫泉保養客，藉由溫泉池畔可左右升降移動入池的座椅器材，便於進行溫泉療癒。

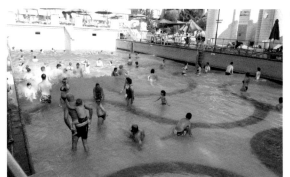

64. 布達佩斯蓋勒特療養旅館除了提供保養客溫泉水療中心的套裝度假療程外，並且提供有室內溫泉設施與戶外人造浪池、草皮溫泉池、陽光浴區、木屋桑拿浴等相關溫泉保養設施。

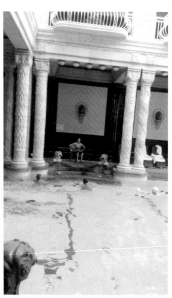

65. 布達佩斯蓋勒特浴場所提供的水中健康運動課程，只針對造訪蓋勒特療養旅館的保養客使用，並不對其他觀光客開放。

66. 布達佩斯提供以露天觀光巴士、雙層露天觀光巴士的各種半日遊或一日遊，另外還有提供「觀光飲啤酒車」的有趣體驗。

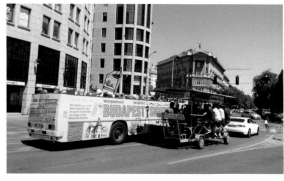

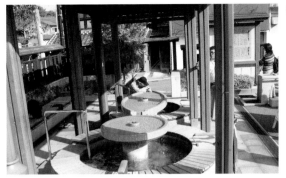

67. 上圖為日本福島縣常磐湯本溫泉地所附設的公共溫泉「足浴池」，供遊客使用；下圖則為提供賽馬 SPA 利用的水療基地。

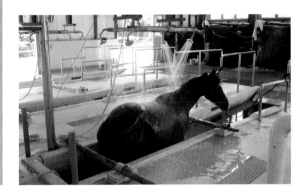

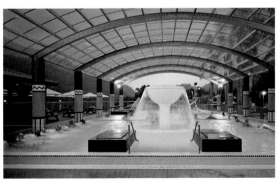

68. 台灣至今仍然沒有「溫泉保養地」。不過倒是有一些類似德、日的「溫泉保養館」（Kurhaus）。上圖是位於台東知本的「東台溫泉飯店」所附設的「溫泉水療館」。它之所以具有潛力，是因為它的溫泉水質佳，水溫約 90 多℃，而且當地氣候宜人，因此知本溫泉早在日治時期即已被規劃為溫泉療養地。

初見「溫泉保養地」的巡禮29

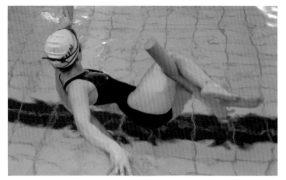

69. 溫泉水療亦可利用浮力棒水中運動進行腰酸背痛與長期僵硬的改善療程。

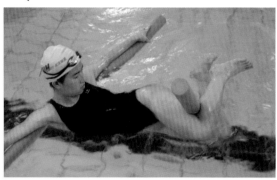

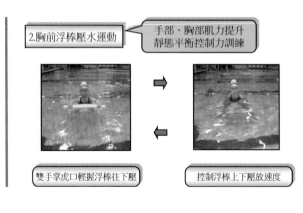

2.胸前浮棒壓水運動

手部、胸部肌力提升
靜態平衡控制力訓練

雙手掌虎口輕握浮棒往下壓

控制浮棒上下壓放速度

70. 為銀髮族所開設的上肢肌力提升課程，係針對預防銀髮族肌肉流失所造成的肌少症，可提高肌耐力以維持良好的健康生活。

　　溫泉是臺灣難得的環境資源，臺灣有許多溫泉區的利用未能妥善規劃善加利用，以致未能發揮溫泉資源應有的效益實在可惜。

　　本書第一作者黃躍雯先生曾經是我指導過的博士生，當年他在陽明山國家公園管理處服務時就曾參與溫泉地區的規劃與管理，讓國家公園區的溫泉資源發揮更高的社會與經濟效益。

　　博士畢業後，他轉到世新大學觀光學科領域從事教學研究工作，他個人善長於文化創意，結合環境資源的保育與治理相關理念，更勤於研讀國內外相關文獻資料，多年後終於與另外兩位溫泉專家共同撰寫完成本著作《溫泉療癒：溫泉保養地與健康旅遊》。

　　這是國內第一本「溫泉保養地」的著作，實在難能可貴。書中的環境資源規劃構想與制度設計融合了他在臺灣大學地理學研究所修習的「環境資源保育與經營管理」課程之理論與實務，並加入許多他寶貴的實際經驗。欣見他能將環境資源的規劃結合遊客的環境識覺與行為，使得規劃設計更有理論的基礎。

　　在此誠摯推薦溫泉飯店旅館業者及相關主管部門如能仔細研讀深入探討妥善建構一個優質的「溫泉保養地」，透過日益受到重視的「健康旅遊」提供遊客體驗與療癒的場所，讓使用者身心獲得抒解，將可改善我們的自然生態與人文環境，進而提升旅遊品質。

　　因此，希望好書能夠雅俗共賞，能讓更多人欣賞推介。

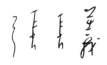

台灣大學地質學系教授　宋聖榮

　　溫泉，天然的熱水，也是地底下有地熱資源的地表徵兆。臺灣位於歐亞板塊和菲律賓海板塊的碰撞帶上，不管從北往南看，或是從南往北看，臺灣在地體構造上都位於從隱沒帶轉變為碰撞造山帶，造就了多變的臺灣地質特徵和高的地溫梯度，也讓臺灣地表上有豐富的溫泉分布。根據調查統計，臺灣土地面積約 3 萬 6 千平方公里，有多達 150 處的溫泉出露，號稱「地熱溫泉寶島」。溫泉分布密度在世界上是數一數二多的國家，這都是歸究於臺灣特殊的地體構造，也是上天賜給臺灣的禮物，居住在這一塊土地的人民應該感謝上天的恩賜，善用此一天然資源。

　　溫泉主要為天水下滲入地底下後，在高溫和高壓的環境下與岩石礦物發生化學反應，溶解固體和氣體物質，或與原來的地下流體相混合，造成各種不同成分的溫泉。依此臺灣溫泉可分為以氯離子為主的氯化物泉、以碳酸氫根離子為主的碳酸氫鹽泉、和以硫酸根離子為主的硫酸鹽泉等三大類。氯化物泉的水源來自海水、地層水、火山氣體或火成岩。除火山氣體會造成酸性泉外，其餘大都是中性泉，此種溫泉主要分布在臺灣的大屯火山群和西南部的中崙和關子嶺地區。碳酸鹽泉形成於含有豐富二氧化碳的地層，如變質岩區和火山岩區，一般多為中性泉及弱鹼性泉，臺灣中央山脈和雪山山脈的變質岩區都屬於此類溫泉。硫酸鹽泉的水源可能來自火山氣體、硫化物氧化、蒸發鹽類、海水與地層水。前兩者主要形成酸性泉，其他均為中性泉，此種溫泉主要分布在臺灣的火山岩區，如大屯火山群和龜山島。此三種溫泉各有它的成份，對人體也可能有不同的功用。

本人所著《台灣的溫泉》一書已出版將近 20 年。出版之初常被問起的問題「溫泉對人體有沒有療效、我適合泡何種溫泉」。當時台灣尚未有關於溫泉療效的研究或書籍出版，我就用制式的回答說：「我是一位地質學者，研究溫泉的組成、分類和成因，以及在何種地質環境可找到哪種溫泉。至於溫泉療效，我不是醫生也不是醫學研究者，無法回答此一問題。至於個人適合泡何種溫泉，需詢問你的家庭醫生才可能有答案。」

　　很高興看到黃躍雯、林永棋和徐唯正三位共同撰寫的《溫泉療癒：溫泉保養地與健康旅遊》一書出版，往後再有人向我問起溫泉的功用，我就可大聲地推薦其去閱讀此一本書，除了了解溫泉的功用和用途外，也可獲得世界其他國家對於溫泉使用的歷史。

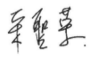

推薦序 III

三總北投醫院 家醫科主任醫師 陳家勉

　　為了順應世界潮流、溫泉產業的永續經營發展、充分利用溫泉資源與結合增進國民健康政策，各溫泉大國政府莫不致力溫泉保養地的發展並在其特殊完善的溫泉產業鏈下創造出龐大的經濟效應！其溫泉醫療結合了在地的療養與休閒設施、溫泉旅館、特殊的文化古蹟與自然生態造就了健康促進兼具人文歷史及娛樂饗宴之溫泉保養地。

　　隨著羅馬帝國領土的擴展，其「澡堂」的浴療文化紛紛傳至歐洲各國，各具地域特色的溫泉保養地儼然成型，其中又以德、法、義及捷克、奧地利、匈牙利等東歐諸國最具規模。到了 20 世紀，歐洲各溫泉國和日本結合了旅遊休閒將溫泉產業發展成為大型渡假中心的型態，其中又以保健和醫療為服務主軸的「溫泉保養地」發展得最為迅速。日本環境省與厚生省將溫泉地依其開發程度、設施與環境條件、活動型態及交通位置等因素，區分成各種不同類型的溫泉保養地，也因為「國民溫泉保養地」的施行，全縣各地的醫療費用降低了 2.1 ～ 17.4％。

　　近些年來，肆虐的 COVID-19 疫情重創了全球的旅遊業！！連帶各溫泉保養地的營運亦遭受到巨大的衝擊！！！疫情期間，波蘭的醫療保健系統在政府反危機計劃的財政支持下，健康 Spa 中心實施了快速的組織變革，成功地完成轉型並安然地度過重重危機，然而，溫泉保養地於此流行病學的預防性定位對旅遊基礎設施的使用上可說是防疫旅遊領域的開放創新模式。

　　作者們於文中詳述了德國、奧地利、匈牙利、捷克以及日本等

國溫泉保養地的歷史演進、所應具備的設施條件與運作之法，其組織架構正可為臺灣未來於溫泉保養地的規劃發展上提供一個理想的參考方向。欣見黃躍雯教授、林永棋先生和徐唯正老師共同撰寫之「溫泉保養地與健康旅遊」的出版，對於溫泉有興趣的讀者們不妨飽覽書中內容以了解舉世知名溫泉保養地的規模與概要，而同為關心臺灣溫泉產業發展的醫者則樂為此書作序並同為推薦。

陳家勉

前言

　　隨著高科技工業的發展，人類社會的身心狀況卻普遍更見失調。許多身心的疾病，像焦慮、憂鬱、恐慌等問題，已不是一般醫藥即能完全治療，因此，一些輔佐的園藝療癒、音樂療癒、森林療癒、藝術療癒、寵物療癒等療癒方式，已有更被重視的趨勢。而像人類文明早已行之有年的溫泉療癒，卻只被部份先進國家所利用，尤其是德國所發展的「溫泉保養地」（Badekurort）暨相關的設施，以及許多的觀念、技術與制度等，都未能被溫泉資源豐富的華人地區（尤指海峽兩岸的台灣、大陸）所發展，相當可惜。

　　發源於德國的溫泉保養地（Badekurort），約莫在 19 世紀前後，才比較正式地被制度化。當時其最主要功用多在於休養、保養與療養。隨後即陸續影響了同為歐洲鄰近的奧地利、匈牙利、捷克等國家（因它們曾都屬奧匈帝國，在本書中以下將它們稱為「泛德地區（國家）」）。而這些國家也因著各自條件的不同，使得溫泉保養地另再加重其休閒、旅遊等功能；另外，溫泉保養地也在 20 世紀 50 年代影響了亞洲的日本。日本將其引進而予以「在地化」的發展過程，再經過了「變體」，包括將德國的 Kurhaus 發展成日式的「多目的溫泉保養館」(Kurhaus) 等衍生產品或設施（參見本書第二章第四節）。在功能上，日本更是將德國偏重醫療的溫泉利用，漸漸發展成以旅遊為主，湯治為輔的旅遊產品。這些改變，都使得溫泉保養地被日本發展成為標榜「健康旅遊」的重要吸引力，也使得日本成為全世界上極為著名的泡湯國度。

　　可惜海峽兩岸的台灣與中國大陸，雖也坐擁豐厚的溫泉地，卻

未能進一步深化並建制，殊為可惜。本書也對兩岸溫泉地一併提出一些規劃與制度的粗淺建言。由於本書不只以學術嚴謹的角度進行陳述分析，部份成員（林永棋、徐唯正先生）還親赴前述國家進行考察且實際體驗；再加上作者群都有溫泉規劃與管理的背景，使得本書能同時兼顧到理論與實務的雙重性質。希望本書能協助開展產官學界的視野，共同增加溫泉地「健康旅遊」的內涵，也使得溫泉地能夠發展出更多功能、更多衍生性的產品，有利於當今人們的身心健康，同時透過一些規劃與管理理念，也能使得溫泉地獲得更有效的保育。期望擁有溫泉地的地方從本書所引介先進國家的經驗，因著「他山之石」得以永續經營。

為了達成這種初衷，而國內又完全沒有這種專書，本書作者群們早在 2001 年即由黃躍雯博士指導當年的碩士生徐唯正先生（後來曾擔任中華科技大學專任講師），進行論文寫作。徐唯正先生曾經很長時間從事溫泉旅館的規劃與經營，在其溫泉職涯過程中，曾大力地受教於溫泉界頂尖的林永棋先生。在作者群們共同撰寫本書的過程，有許多專業、實務與經驗的資料，係由林永棋先生以徐唯正先生的碩論為基底，再大幅增添不少篇章。初稿完成後，再由黃博士全文系統性、理論化的極大幅度改寫。惟為顧慮全書的完整易讀，許多原本在實務上瑣碎卻具價值的資料，只好忍痛刪除。因此，頗多仍具價值的實務資料仍待林永棋、徐唯正先生再另稿發表，以免遺珠之憾。

第壹章
綜述：溫泉保養地的概念架構與健康旅遊

第一節 溫泉保養地的起源與知識基礎

　　溫泉保養地（Badekurort）的概念，大約在 19 世紀初，最早淵源於德國。在這之前，溫泉在人類文明史上的應用，已相當久遠，甚至可追溯到古巴比倫時期（大約西元前 2300 年）的醫生用來治病；溫泉的醫療應用，亦見於希臘醫學之父—希波克拉底（Hippcrates）所寫的書《論風、水和地方》（公元前 450 年）。

　　19 世紀以來，溫泉用於休閒、健康等用途，逐漸地發展開來，也慢慢地蓬勃發展。這一方面是因為歐洲的王公貴族，利用造訪溫泉地度假休閒的機會，同時也利用較為進步的醫療科技，利用溫泉地的溫泉與大氣環境進行療養。這些機緣，也共同發展出日後的「溫泉保養地學」（Kurortwisserschaft 或 Kurortologie）（小嶋碩夫，1990）。

　　所謂「溫泉保養地學」，係根據生物氣象學、林相學、地理學、都市計劃、建築學、園藝造景、溫泉工學、溫泉化學、溫泉醫學、運動生理學、營養學、……等眾多學科，共同形成的一門學問；在該眾多學科的支援下，以溫泉資源為核心，適切而有效地運用其週邊豐富的自然資源，並提供入浴或各項運動與活動設施，且結合當地的觀光設施與資源，使保養者在良好的環境中，接受到溫泉環境的適度刺激，以增進保養者本身健康狀態與免疫能力。這種結合專業知識，與實務設施所共同形成，並予以系統化的概念去架構，稱之作「溫泉保養地系統」（見圖 1.1）。這種綜合性的運用，被認為比一般的溫泉休養活動來得有效（岩崎輝雄，2002）。

　　伴隨德國（當時為普魯士王國）「溫泉保養地系統」的發展與建立，緊鄰的「奧匈帝國」（包括奧地利、匈牙利、捷克、斯洛伐克等國家），由於與德國文化同源，這些國家對於溫泉地的應用，自然受到德國很大的影響，本書將它們統稱為「泛德地區」或國家。

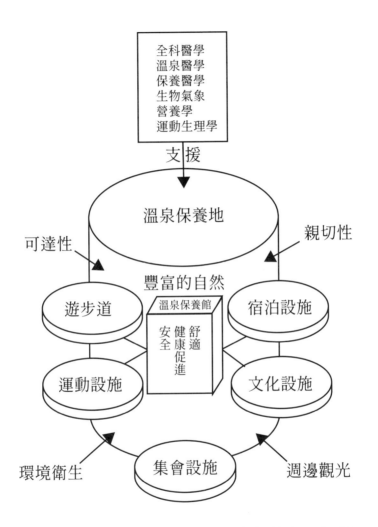

圖 1.1 溫泉保養地知識與設施系統圖，資料來源：岩崎輝雄（2002）《クアハウスの健康學》，建築設計資料 31 溫泉、クアハウス：P26-28 ，東京；建築資料研究社。徐唯正改製。

第二節 溫泉保養地發展的長、短期目標

　　溫泉保養地是以溫泉地暨周遭的環境資源為核心，透過人為的設施、制度設計為手段，其最終目的不外是為了增進人體的身心健康，即日文慣用的詞彙——「健康促進」。然而，德、日的專業學者又是怎麼看待？

　　從岩崎輝雄和岩崎惠美子（1990）的「三角駒健康增進圖」即可看出：是要透過「休養、營養、運動」三者的運作，以達到「增進健康」的目的（也就是「終極目標」，或稱為「長期目標」）（圖1.2）。

　　而白倉卓夫（2002）認為溫泉保養地不只是「休養」的目的，而應該還同時包括「休養、保養、療養」三者才更周全：

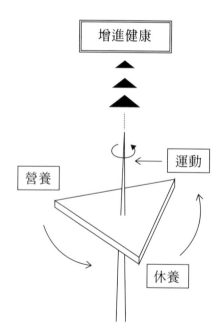

圖 1.2 三角駒健康增進圖，資料來源：岩崎輝雄、岩崎惠美子（1990）《成熟社會的處方箋－休養のすすめ》，東京；NPO 法人 溫泉と健康 FORUM 實行委員會。徐唯正改製。

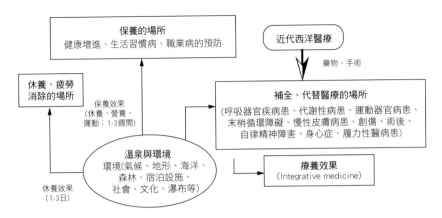

圖 1.3 溫泉保養地［休養、保養、療養］關聯圖，資料來源：白倉卓夫（2004）《溫泉保養地とは》，FORUM。徐唯正改製。

1. 休養：1-3 日，屬於日常短期壓力舒解、身體休息養生與疲勞消除的效果。

2. 保養：大約 1-3 週，屬於長期壓力舒解、慢性病及職業病保養預防、健康與體能恢復的效果。

3. 療養：屬於 3 週以上的長期性居留之慢性疾病治療及健康恢復調養，或是外傷及手術後之運動機能，與健康調養的復原。也有每次 3-7 日的短期療程，但通常必需規劃每年進行多次（圖 1.3）。

如要同時達到以上三種健康療養的效果，還必須將溫泉地具備的溫泉、氣候與文化等自然及人文環境資源，予以整合利用，並導入結合具有健康、飲食、營養與運動療法的「運動健康管理的專業人力庫系統」，使溫泉地提升為具有休閒、健康、度假的溫泉保養地市場的辨識度（identity），建立適合溫泉保養客達到中、長期度假居住的溫泉保養地，其利用要件的關聯系統與效果如下圖（圖 1.4）：

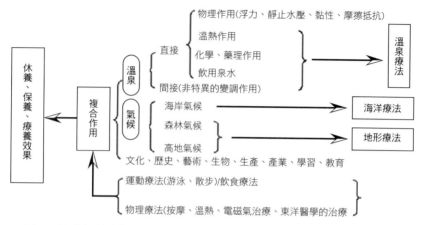

圖 1.4 溫泉保養地對 [休養、保養、療養] 的效果，資料來源：白倉卓夫（2002）《溫泉保養地における健康づくり》，FOURM。徐唯正改製。

綜上所述，本研究認為溫泉保養地的短期目標（也是核心內涵）就是「休養、保養、療養」三個；而其長期（終極）目標就是要達到「增進健康」（健康促進）。

第三節 溫泉保養地的條件（一）：地理環境資源

根據各文獻的彙整，溫泉保養地的成立，除了要有「溫泉」核心資源之外，至少需要具備以下三大條件：1.周遭的地理環境資源（自然、人文），2.硬体的設施、配備，暨功能分區規劃；3.軟體的療養規劃及管理。

本節主要在於引介溫泉地周遭的地理環境資源是否符合條件，這不僅僅是客觀的環境條件，還需有一些「認證」或「認定」，以確保條件的具足。以下本研究引介六種有關應具備「地理環境資

源」條件的文獻：

一、日本溫泉學者植田理彥(1986)認為溫泉保養地應具備的地理環境資源條件

1. 優質豐富的溫泉、森林與海濱等環境資源。

2. 周邊豐富的地區觀光資源。

3. 體育場、溫泉保養公園、戶外各類運動場域等設施。

4. 森林中的健康遊憩步道。

二、日本溫泉學者田裕久（2004）認為溫泉保養地應具備下列八種條件

1. 空氣清新、低落塵、無噪音、無廢氣。

2. 相當的森林覆蓋率，林相種類繁多。

3. 當地需有經濟農業之規劃。

4. 當地溫泉水質、水量的確保與保育。

5. 所有的作為必需對環境負荷減至最低。

6. 當地必需要有自然能源的再生與活用之計劃作為。

7. 當地需有溫泉的廢熱水之排放處理。

8. 廢棄物的環保處理。

從以上兩位日本學者對於溫泉保養地環境的開發，非常注重生態保育，期望能永續經營。因為只有在優質的環境條件下，溫泉保養地的專業軟體執行與配套硬體設施，才可能會有持續性的發展機會，進而達到溫泉保養地提供人類「增進健康」的核心價值。

三、日本環境廳（2016）對於溫泉保養地的選定基準

日本環境廳自然環境局於平成 28 年（2016 年）提出「國民保養溫泉地」（這是日本的用語，即德國的「溫泉保養地」）的選定基準：

1. 溫泉的效能與出水量條件

   - 顯著的溫泉功效。

   - 豐富的出水量（每位保養客至少需有 0.5 公升 / 分鐘，720 公升 / 天）。

2. 溫泉地環境需具備的條件

   - 自然環境、溫泉街道、歷史、風俗、文化等維護與保全管理對策。

   - 以醫學立場需有正確的溫泉利用及健康管理指導的醫師配置計畫，以及與醫師合作進行溫泉入浴使用指導的專業人力庫配置的養成政策。

   - 溫泉資源保護政策、溫泉衛生管理對策、高齡者及殘障者的無障礙空間使用的配套設施計畫。

   - 災害防治的安全對策與設施設置。

四、德國政府部門對「保養地」的「認證」標準（1990）

德國政府對於「保養地」（在概念上比「溫泉保養地」更大）的認證，是有全國統一的標準，各聯邦州政府分別進行各州屬保養地認證申請、執行和頒布，通常對空氣潔淨度、溫泉、礦泥、礦泉、氣候或海濱地等自然治癒素材所具備的狀況、療養機構所主持的療養研究結果，與各類健康療養設施等近一百個項目，都會進行

嚴格的審查。尤其保養地的微氣候環境要先觀測五年，除了分析氣候條件外，還要分析當地的大氣環境的懸浮微粒 PM2.5、二氧化硫 SO_2、二氧化氮 NO_2、一氧化碳 CO、二氧化碳 CO_2、臭氧 O_3、揮發有機碳氫化合物、光化學煙霧與鉛 Pb 等濃度含量監測追蹤。

每處保養地認證後，都將再通過各個不同類型保養地的相關認證（註：德國目前有四種類型的保養地）：

　　1. 溫泉保養地。

　　2. 氣候保養地。

　　3. 海濱保養地。

　　4. 克奈普保養地。

主要利用海洋療法、氣候療法、溫泉療法或克奈普（Kneipp）療法等環境地域資源的自然療法，配合營養性治療、心理疏導等療養手法。療養過程中專業理療師必須基於醫師的處方，進行健康管理指導，必須經由這樣的流程，方可申請健保給付。

五、德國學者佛格（Vogt）對「氣候保養地」的要求條件（1990）

溫泉保養地雖然不是氣候保養地，但兩者仍有諸多相似之處。因此，溫泉保養地亦可參考氣候保養地的一些認證標準。

佛格（Vogt）認為氣候保養地應考慮是否宜居的氣候條件，更提出氣候、電磁及放射線干擾、大氣及花粉汙染與土地等，全面性適合長期舒適居住的健康環境等。他認為影響居住健康的條件要求：

　　1. 氣溫。

2. 氣壓。

3. 風速風向。

4. 溼度。

5. 雨量。

6. 日照度與紫外線與紅外線。

7. 大氣電氣：電導或電磁場。

8. 大氣或土地的放射能。

9. 大氣污染。

10. 花粉量。

11. 高低氣壓的氣象報告。

12. 土地地質。

六、國際溫泉氣候聯盟（FITEC）（1993）對溫泉保養地的「認定」條件

1. 豐富的自然條件，並專屬於為保養地之地區開發經營計劃。

2. 當地的區域環境保護規定（產業發展、交通、噪音、空氣污染等開發規定）。

3. 保養地內部設施需有一定規模、適合長期居住的環境。

4. 保養地需有步行者的地形療法道路計劃。

5. 需符合救助、患者運輸與傳染病傳播阻隔等要求。

6. 需有醫師常駐。

7. 衛生條件適合居住的住宿設施。

8. 保養的飲食安排。

9. 保養地的適應症範圍應用。

　　這說明國際溫泉氣候療養聯盟（FITEC）對於溫泉保養地設施的當地天然資源條件，認為其最終目的就是要帶給人類「精神、肉體和週遭環境能達到平衡」（岩崎輝雄，1996）；日本溫泉療養學者植田理彥（1987）亦指出「空氣浴（大氣浴）、日光浴與水浴（溫泉浴、海水浴與溫水浴）為溫泉保養地的三大要素，除此之外，亦可再結合「森林療法」，納入溫泉保養中。

　　綜合以上各學者、政府部門、國際溫泉組織對溫泉保養地的認證條件，可看出大多認為溫泉保養地需具備許多足以促進身心健康的條件，甚至把性質類似，但不一定擁有溫泉的療養地也列入。當中，大家最為推崇的溫泉保養地，首推德國的溫泉保養名城市巴登-巴登（Baden-Baden）。它的各種條件最為完整，光是森林覆蓋率即高達61％，且各種客觀條件、管理手法及相關制度，皆足以達到永續經營的保證，最具參考價值。（請參考第二章第五節）

第四節 溫泉保養地的條件（二）：功能分區與設施規劃

　　溫泉保養地除了應具備良好的地理環境資源，仍須規劃恰當的功能分區與妥善的設施。這些設施宜分配在恰當的功能分區，以發揮高效能的療養功能。

一、設施的功能分區

　　溫泉保養地設施規劃是建構於優良的自然環境、氣候條件之下。著眼於休閒健康的概念，溫泉保養地的設施，不同於一般溫泉地只著重純粹的泡湯、休閒、娛樂設施，它也跟醫院治療設施有所不同。日本溫泉保養地學者矢崎英夫（2002）認為：溫泉保養設施概念應該以溫泉保養館設施為中心，立基於自然環境、文化環境，與有別於日常的生活環境，創造能夠轉地（移地）療養的健康宜居環境，再配置能夠提供客人「健康促進」設施功能區、「健康管理」設施功能區，與「社交聯誼」設施功能區（圖1.5）。

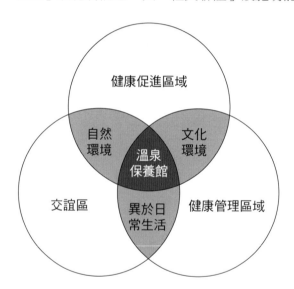

圖 1.5 溫泉保養設施功能分區概念圖（矢崎英夫，2002）。資料來源：《クアハウス計画，建築設計資料 31 溫泉、クアハウス》，P29-32，東京；建築資料研究社。徐唯正改製。

　　至於溫泉保養地設施的規劃設計，應以溫泉資源為核心，善加提升溫泉健康利用的價值。不是只有休閒娛樂，還必需植基於設施功能的思考，明確定位各項設施功能之區位與機能，提供適合短、中、長期休閒、健康、度假多功能性的設施，使區域資源合理應

用，避免同質性設施重複投資，提升可增加健康的專業服務，與多元性休憩體驗設施的功能，包括：休閒娛樂、觀光旅遊、文化體驗、健康增進與醫療護理等多樣化的功能，才能吸引溫泉保養地更多客源，創造更高的營運收益。

二、設施的提供與機能（功能）規劃

東京大學溫泉學者大島良雄（1986）認為：創造保養地設施的功能，對溫泉保養地的經營是非常關鍵的，其功能需具有治療、社交與休閒娛樂等三項，同時宜有對應的設施。

1. 溫泉治療功能：多目的溫泉保養館(Kurhaus)、溫泉治療館(Kurmittelhaus)。

2. 社交功能：會議室、集會場所與溫泉保養公園(Kurpark)。

3. 休閒娛樂功能：歌劇院、美術館與賭場(Casino)等。

岩崎輝雄（2002）則認為：有益於健康的設施，需具備下列幾種機能（圖1.6）：

1. 舒適性：優良的自然環境、寬廣適宜設施的空間配置、合理動線與戶外庭園景觀設置。

2. 健康促進：

    *   輕鬆恢復健康：在豐富天然森林中充滿綠意與芬多精環境下進行森林浴，出汗後在放鬆心情下享用戶外森林浴場與餐廳設施提供的營養健康美飲。

    *   身體雕塑：可在健身教室跳爵士舞、使用運動健身機器做有氧體操、搭配伸展運動，再進行三溫

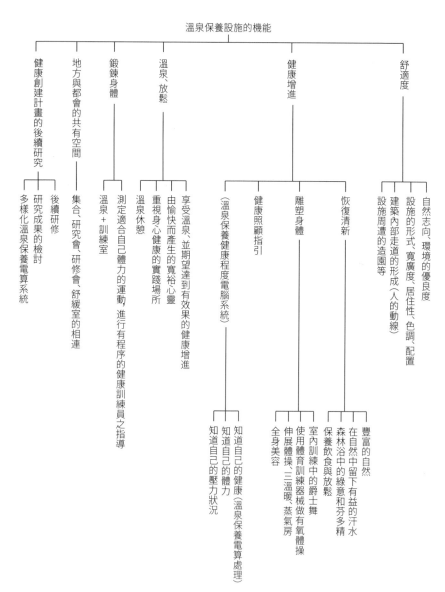

圖 1.6 溫泉保養設施的機能（資料來源：岩崎輝雄（2002）《クアハウスの健康學》 P26-28，徐唯正改製）。

暖、蒸氣浴，達到全身美容的設施。

- 溫泉保養健康指導電腦系統：可隨時知道自己的健康、體力、壓力狀況的電腦設備。

3. 身心放鬆：愉悅地享受溫泉、讓心靈放鬆及身體休憩的健康設施。

4. 體能鍛鍊：依據體能測試，提出適合的健康運動計畫，在健身房與溫泉浴療時安排指導員進行體能提升的設施。

5. 會議研討功能：提供聚會、研討會與會議室的休閒機能的設施。

三、設施的內容

日本溫泉學者植田理彥（2004）認為：溫泉保養地的設施必需包括下列幾項內容：

（一）住宿（用餐）設施

提供客人住宿及用餐的設施，應該列為非常重要的設施，例如溫泉保養旅館（Kurhotel）。德國巴特・福倫巴赫（Bad Faulenbach）保養健康旅館，即提供客房住宿、餐飲、溫泉入浴、健康保養等功能的住宿設施（圖 1.7）。

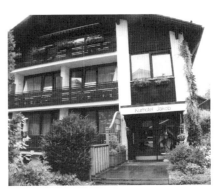

圖 1.7 德國巴特・福倫巴赫（Bad Faulenbach）的雅克博保養旅館 Kurhotel Jakob，林永棋拍攝（2004）。

（二）運動設施

- 遊覽步道、自然步道、林蔭步道（這些步道大多會進行人車分離的規劃）。

- 社交集會廣場。

- 室外、室內游泳池。

- 海水漩渦浴設施。

- 網球場、高爾夫球等運動設施。

- 適當的保健體能訓練設施、室內體育館或室外體育設施。

（三）休養設施（須具有社交聯誼之功能場所）

- 溫泉保養公園（Kurpark）：需有休息長凳、草坪樹林、聯誼活動廣場（圖 1.8）。

- 空氣浴、日光浴、芳香浴、森林浴等設施。

- 足浴與手浴設施（圖 1.9）。

- 飲泉設施。

- 觀景眺望台。

（四）溫泉浴設施

- 瀑布浴、打瀨湯。

- 半身浴、全身浴池。

- 壓注浴（按摩浴池）、渦流浴池。

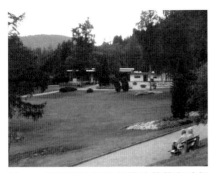
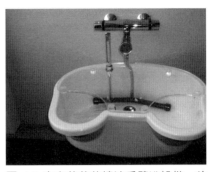

圖 1.8 德國湖泊氣候保養地蒂蒂湖畔保
養公園（德國的保養公園普遍會依據色
彩對人體的療癒功能，而種植植物、搭
配花卉），林永棋拍攝（2004）。

圖 1.9 克奈普藥草精油手臂浴設備，徐
唯正拍攝（2008）。

- 氣泡浴。

- 烤箱、蒸汽浴。

- 寢浴。

- 運動浴池。

- 其他種類的湯浴設施：例如步行浴、冷熱轉換的
  足浴池等。

　　在以上有關溫泉保養地設施提供的部分，植田理彥（1994）
於《溫泉はなぜ体によいか》一書中有精闢的見解：溫泉保養地的
溫泉保養設施應以溫泉保養公園（Kurpark）為中心，搭配周邊的
森林及丘陵地帶的地形環境，並利用自然觀察步道進行地形療法
（Terrainkur）的健康運動，配置多目的溫泉保養館（Kurhaus）、
溫泉治療館（Kurmittelhaus）、水療館(Therme)、飲泉館等溫泉健
康增進的利用設施，環繞其四週，形成一溫泉保養設施的功能區
塊。

由此可看出，溫泉保養地的健康保養設施，應該先考量溫泉地的環境資源，再以溫泉為核心所發展出的各項設施。

第五節 溫泉保養地的條件（三）：統合各種要素與運用理療方法

要建制溫泉保養地，除了需具備以上兩大條件之外，由於它仍需由諸多要素所組成，重點在於要素與要素之間如何統合；同時它還需要諸多理療方法的善巧運用。這些要素的統合與理療方法的善用，也構成溫泉保養地能否設置的要件：

一、各種要素的統合

（一）國際溫泉氣候聯盟（FITEC）

國際溫泉氣候聯盟（FITEC）（Fédération Internationale Thermalisme et du climatisme）於西元 1973 年指出：除了對於溫泉保養地與氣候保養地的必要條件提出認可基準外，並根據保養地形成的條件，以及如何達到健康增進的保健效果，再提出下列各種要素統合的活動設計概念：

1. 藉由來到有別於一般日常生活環境的保養地，改變生活，尋求解放。

2. 在保養地進行能夠達到各項調和與平衡的活動。

3. 藉由反覆的休養與運動，能夠使生活規律化。

4. 在氣候上需積極的善加利用。

5. 藉由輕鬆的遊玩與運動，使得精神獲得解放。

6. 藉由享受具創造性的趣味與關心文化的活動，來謀求內心的解放。

7. 藉由文化的企劃、娛樂，來享受閒暇時光。

8. 藉由社交與人際連結，來解放孤獨與壓力。

9. 體驗新的生活環境並建立新的社會價值。

　　以上國際溫泉氣候聯盟(FITEC)所提出的統合活動設計的概念，在現階段歐洲各地的保養地，算是健康創造的軟體內容（岩崎輝雄，1990）。因此溫泉保養地的各項軟體建構，可參酌上述的概念，進行設計與發展身、心、靈各類型的活動。

（二）國際 ISPA 協會的見解

　　國際 ISPA 協會（The International Spa Assoication，簡稱 ISPA協會）認為溫泉身、心、靈療養，必需統合十個領域才能算是具有健康環境的完整要素（Harcup，2005）。這十個領域是：

1. 水（Water）。

2. 營養品（Nourishment）。

3. 運動（Movement）。

4. 接觸溝通(Touch)：包含人際溝通互動、按摩手技與塑身的療程。

5. 整合(Integration)：指身、心、靈環境，與個人及社會關係的整合。

6. 美學(Aesthetics)：包含利用生化與植物的元素進行美

容美體。

7. 環境 (Environment)：包含自然環境的諸元素條件，如氣候、水質等自然媒介與社會責任。

8. 文化的呈現 (Cultural Expression)。

9. 社會貢獻 (Social Contribution)。

10. 時間 / 空間 / 節奏 (Time & Space & Rhythms)：對於時間和空間的認知，以及自然循環的節奏感。

這十個領域是達到 SPA 身心靈健康境界的核心基礎 ，藉以使人在接受 SPA 的療養後，能達到恢復活力、放鬆身心的享受（圖 1.10）。

國際溫泉氣候聯盟（FITEC）（1973）與國際 ISPA 協會（ISPA）（2005）的概念不約而同的指出：在溫泉保養地的療程上，不只有靠溫泉水的元素，還要立基於良好的自然環境上，並且將文化、精神、社會人際的交流、休憩娛樂等因素完整的融入，以達到在保養地身心靈合而為一，使生命力得以恢復。當回到平常生活環境時，能呈現充滿活力的身心靈健康的狀態。

二、身心理療方法的運用

許多不同類型的保養地所使用的諸多理療方法，並非溫泉保養地所專用，但溫泉保養地的確常將它們納入應用。阿岸祐幸（1986）曾綜合地將各種保養地常使用的理療方法，分成下列五大類：

（一）溫泉設施療法：溫泉浴、礦泥浴與飲泉。

（二）氣候療法（或稱大氣療法）：日光浴與空氣浴混合使用的方法。

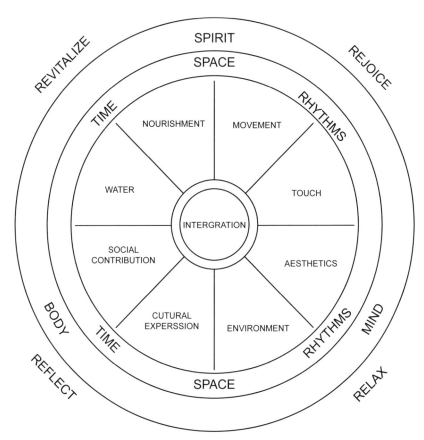

圖 1.10 SPA 要素與身心靈統合關聯圖
資料來源：引用 The Spa Book -The official Guide to Spa Therapry（2005）。

（三）物理療法。

1. 各種運動與活動（運動療法）：體操、地形運動療法與
   各種水中運動。

2. 水中治療與溫熱療法。

3. 電療法。

4. 吸入療法（圖 1.11）。

5. 按摩。

（四）克奈普療法 (Kneipp)。

（五）飲食療法。

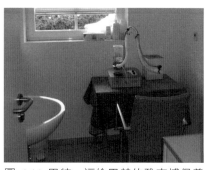

圖 1.11 巴特・福倫巴赫的雅克博保養旅館溫泉吸入療法設備，徐唯正拍攝 (2008)。

另外，阿岸祐幸 (1986) 特別喜歡強調並界定「溫泉療法」這個詞彙。他認為：「當代溫泉利用的目的有三：1. 觀光渡假、 2. 休養娛樂、 3. 保健醫療應用」。由此三點可以考量溫泉如何利用一些方法；因此，阿岸祐幸（2003）進一步於〈ドイツの溫泉利用〉乙文中，對「溫泉療法」有更清楚的說明與界定：「所謂溫泉療法就是利用地下天然產物的溫泉水及溫泉氣體成分（二氧化碳以及硫磺氣等等），還有一些呈現泥狀的溫泉泥，再加上溫泉地的氣候要素：靠近海岸的海洋性氣候、靠近森林的森林性氣候之類的溫泉地周遭的自然地形環境，特別是將這些氣候條件利用來做為醫療用途或是增進健康等，這就是溫泉療法」；

阿岸祐幸（2003）認為在以上所提出的各項療法，其實就是在各溫泉保養地常見的療法。在這些療法當中「地形療法」，是保養客除了溫泉外，最常用與必需的療法。

日本溫泉學者森永寬（1990）對於在溫泉地常用的地形療法 (Terrainkur) 提出了以下五點的設計原則，希望透過這些設計原則與方法，能夠有利於身心的理療：

1. 步道距離考量：單程 2.7km 以內，全程 5.4km 以內。

2. 活動安排時段：早上、下午、黃昏與睡前。

3. 日照強度考量：依日照強、日照弱、樹蔭少與樹蔭多的比例分布。

4. 地形利用考量：平地、山坡地形 5 度內坡度與 5~10 度坡度比例。

5. 森林密度考量（覆蓋率）：森林、公園與植被裸露地之比例。

第六節 專業指導與認證

　　溫泉保養地原則上應該具備有各項硬體設施與健康療程、保健項目，及活動等服務軟體。軟硬體兩者之間的串聯與保養的實作，可將溫泉保養客導入到溫泉保養地的休養環境與情境當中。為此，日本係借重溫泉醫師、護理師、保健醫師、溫泉保養士、溫泉利用指導者、健康運動指導士與營養師等各溫泉指導專業人士的指導（白倉卓夫，2004）；而德國也有溫泉保養指導者、溫泉醫師、心理治療醫師、教育者、牧師等。德國溫泉保養地現場的溫泉指導人力庫分成兩個系統，分別為：溫泉醫療管理士（Med. Bademeister），以及負責地形療法、水中運動等運動療法的醫療體操士（Krankengymnast）（岩崎輝雄 & 岩崎惠美子，1990）。

　　溫泉保養地的各類指導員在執行各項課程與療程，往往是保養地的靈魂人物。不論是軟體或硬體，都需有各類指導員帶領保養客的活動或療程，才能將原本生硬的設施與環境活化。指導員可說是保養地的各健康增進要素之間，擔任實際聯結者與執行者的關鍵角

色。

　　溫泉保養指導人力庫，各有其專業與分工領域，不論在日本或德國，這些指導人力庫的各類指導員依照專業程度之不同，都必需具有相當的資格條件、專業素養與實務經驗。必須通過專業的教育培訓及認證取得執照後，才能擔任指導員。溫泉利用指導員須接受健康管理、保養健康、病態生理治療、溫泉醫學、溫熱生理治療、保養管理、保養健康增進綜合計畫，與急救等 28 小時的培訓課程，及 12 小時的實習操作。

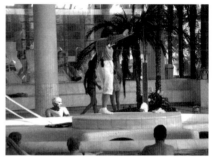

圖 1.12 德國巴登巴登的卡拉卡拉浴場指導員，資料來源：林永棋拍攝(2004)。

　　由於溫泉保養地場所暨其設施的使用，多設有各種專業指導員服務客人，並加強溫泉利用的深度，再配合對「場地」及「指導員」的認證(圖1.12)，才足以確保溫泉保養地的使用品質及使用者的滿意度，這些多有利於溫泉保養地的永續經營。

第七節　溫泉保養地的概念架構

　　溫泉保養地（Badekurort）歷經在德國發源，影響了鄰近的泛德地區（國家），乃至傳播到亞洲的日本，因著不同的時空背景、各個國家現實因素的考量，再陸陸續續受到學者或 NGOs 發表的文章、業者的見解、消費者的意見反映，它儼然海納百川，逐漸形成集體意識，共同發展並形成溫泉保養地的概念架構。

在這些建構「概念架構」的相關文獻中，有些頗具參考價值。以下先予以羅列各專家學者的見解，再建構本書溫泉保養地的「概念架構」。

一、德國學者霍夫根（2000）所建構的「溫泉保養地」的要素架構（圖 1.13）

德國學者對於溫泉保養地特別重視其醫療（療養）的功能。而且偏重於「自然醫學」，這可從當今德國依然重視自然醫學即足以說明。從它的組成要素包括醫院、醫生、手術等，即可見一斑。雖也有保養公園，旅館民宿，健康設施的提供，不過似乎已是第二順位。而且對於遊憩、娛樂設施部份，幾乎都不太提及，更未觸及以溫泉地所發展的「健康旅遊」套裝產品。

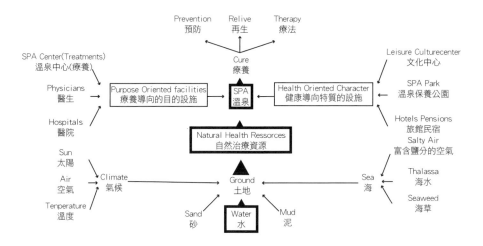

圖 1.13 德國溫泉保養地的要素架構，資料來源：霍夫根（2000）《ウォルフガング・ナールシュテット，水による治癒（温泉）：健康と社交の場としてヨーロッパの温泉保養地の過去から未来へ健康予防と治癒の間に位置するレジャー》，FORUM。徐唯正改製。

二、日本學者矢崎英夫（2002）所建構的溫泉保養地（圖1.14）

矢崎英夫與德國的霍夫根（2000）見解最大的不同是：強化了產業的功能，認為自然、文化與產業三者應該並駕齊驅。雖然休養為其中三大要素之一，但未特別凸顯休閒遊憩功能；雖也大略看得出仍有包括到保養要素，但似乎未特別強化療養（醫療）要素。這大概也說明了日本與德國溫泉保養地的一些差異。

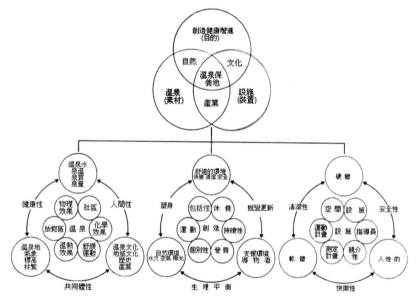

圖 1.14 溫泉保養地三要素暨軟硬體聯結圖，資料來源：矢崎英夫（2002）《クアハウス計画，建築設計資料 31 溫泉、クアハウス 》，P29-32 東京；建築資料研究社。徐唯正改製。

三、徐唯正（2005）所建構的台灣溫泉保養地的概念架構（圖1.15）

徐唯正（2005）為台灣所建構的溫泉保養地概念模式圖，其

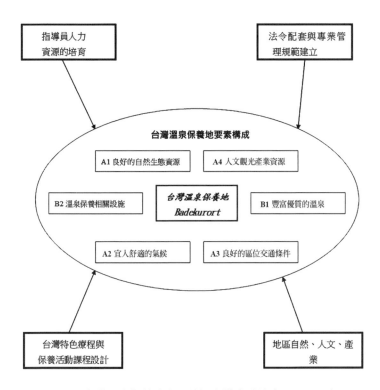

圖 1.15 台灣溫泉保養地發展的概念模式（徐唯正，2005）。

與德國、日本最大的不同在於：較為精簡，且未刻意區分「休養」、「保養」、「療養」三者。可能是台灣迄未有該產品與設施的實質建設，即連觀念也頗為欠缺，因此只能言簡意賅地做觀念的引導，是一種規劃新產品的手法，以能讓人看得懂為原則。

四、本書則是從「旅遊吸引物」永續的角度，所建立的「溫泉保養地」的概念架構

由於人們益趨重視休閒與健康，「健康旅遊」可以說是當代極為重要且具意義的旅遊產品，而「溫泉保養地」即為其中相當重要

的「旅遊吸引物」，它們兩者有不少共同的要素。只要能遴選條件
較吻合的「溫泉地」作合宜的規劃與經營，再對該溫泉地的空間與
各種指導員予以認證，則可能建制、發展成為永續的「溫泉保養地」
（如圖 1.16）。

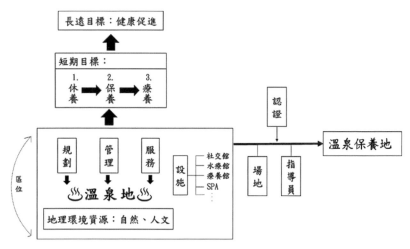

圖 1.16 溫泉保養地的概念架構（黃躍雯，2021）。

第八節 溫泉保養地與健康旅遊的連結

溫泉保養地如何與健康旅遊做連結？吾人可先概括地將其界
定為「健康旅遊」（Health Tourism）的新興產品，更是一種利基
（Niche）產品。雖然我們在前幾節已對「溫泉保養地」的要素、
條件與架構，都有充分的討論，然而既然將其歸屬於一種健康旅
遊，也有必要對「健康旅遊」的定義、內涵予以扼要說明，同時也
應對其相類似的名詞，諸如「保健旅遊」、「保養旅遊」、「康養
旅遊」、「醫療旅遊」等類似名詞，做些區辨，以利於觀念上的澄
清。

一、健康旅遊（Health Tourism）

要為「健康旅遊」下定義前，首先要確定「健康」是什麼？早在 1946 年世界衛生組織 WHO（World Health Organisation）的前身，即已認為「健康」是指「完善的身體、心理，以及社會上的健全狀態，不僅只是身體沒有疾病」；而如果再綜合諸多學者的定義，則「健康旅遊」可定義為「個體為了要改善身心靈狀態，離開原居地或工作地，藉由觀光設施，以促進或恢復身體、心理及社會福祉，而提供的服務」（Mueller&Kaufmann，2011）。可見健康旅遊涵蓋的範圍甚廣，它不但跨及身、心、靈，也跨及預防性與療癒性的功能，亦即它包括到休養，保養（康養）與療養等，與健康有關的全面功能的旅遊產品。

二、保養（康養）旅遊（Wellness Tourism）

「Wellness Tourism」，是一個非常複雜的概念，也很難翻譯，有被翻譯成「保養」、「安適」、「康養」等旅遊。本書大多將其翻成「保養」，有時翻作「康養」（培養成健康狀態，見本書第六章第三節）。許多學者對「Wellness Tourism」也各有不同的見解，不過由晚近學者的看法，例如 Kaspar（1996）認為「保養（康養）旅遊」是「人們為促進和穩定地恢復身體和心理、社會的安適關係，而移動至有健康服務的地方」；另也有其他學者著重在「身心靈的解放和放鬆」，認為「它會被提供個人照護和全面性的服務，包括健康、美容、放鬆、冥想⋯⋯」等多面向。看來，它是以上「健康旅遊」的一部份，但又沒有直接涉及到醫療的部分」，因此，Jallad（2000）、Nahrstedt（2014）等學者多認為它是「健康旅遊」的子集合。

三、醫療旅遊（Medical Tourism）

至於醫療旅遊一詞就比較具體。Amit Sengupta（2004）認為它著重在醫療照護，它結合了醫療體系與觀光產業。可將其定義為「結合醫療體系，配合遊客的觀光目的與需求，適時提供咨詢、診斷，甚至結合外科醫療服務與身心復原的休憩行程。所以，它的內涵如再加上以上的「保養（康養）旅遊」，兩者共同建構而成「健康旅遊」，（詳如圖 1.17）。

四、健康、保養與醫療旅遊三者，暨與「溫泉保養地」的關聯

由於許多學者認同「健康旅遊」包括「保養（康養）旅遊」加上「醫療旅遊」兩者。總的來說，它們跨及身心靈領域，且一方面既是健康，另一方面又是旅遊。也可說，它一方面在於提供健康旅遊產品，另一方面又以健康促進為長遠目標。所以，不管是健康旅遊產品，抑或是溫泉保養地，兩者可以說不謀而合，而且是互補相合的。（參考圖 1.17）；也可說：「健康旅遊」是新興旅遊產品的一種，它是以「溫泉保養地」為核心的旅遊吸引力（物）。

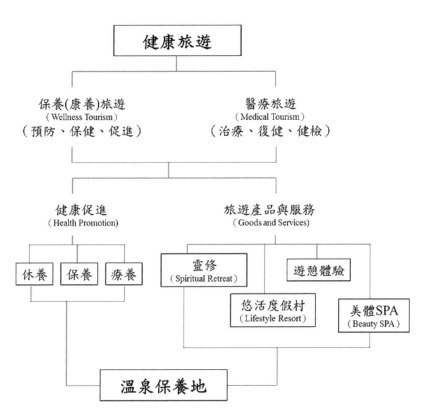

圖 1.17 溫泉保養地與健康旅遊的連結（黃躍雯，2021）。

第貳章
德國首創溫泉保養地

目前溫泉保養地的概念，普遍被認為是源於19世紀的德國。而在德國的發展與傳播過程，它還是曾陸續引進一些觀念。這些先後的概念共同構成當今溫泉保養地的要件。在溫泉保養地一路的發展，為了加強服務品質，還會建置一些人為的設施。亦即，它還是會發展出一些衍生性的產品、一些療癒的方法與方式。同時它也需要建立一套制度，才能發揮它的功能，有利於正常的運轉。

　　當然，這些相關產品的出現、療癒方法的施用，前後也經歷相當長的時日，才慢慢地形成。由於這種產品漸受歡迎，隨著它的傳播，它更進一步影響了鄰近的「泛德地區（國家）」。為了說明德國溫泉保養地究竟是如何被選定、條件與標準為何？以及它發展出哪些衍生性的產品、在目前現代化的變革情形又為何，這些將在本章最後一節，以德國最負盛名的巴登巴登（Baden Baden）城市為案例加以說明。

第一節　溫泉保養地的濫觴──羅馬帝國大浴場

　　德國在1989年兩德尚未統一前就有兩百六十多處的「保養地」（山村順次，1990；蘇嘉富，2002），可分為溫泉保養地、克奈普保養地、海濱保養地、氣候保養地四大類，其中溫泉保養地有140多處，其它的保養地，例如克奈普療法保養地（Kneippkurort）、海濱保養地（Seebäder）、氣候保養地（Heilklimatischenkurort）共約120處。德國統一後至今，保養地已有三百多處，溫泉保養地160多處，氣候保養地（Heilklimatischenkurort）53處，海濱保養地（Seebäder）48處，克奈普療法保養地（Kneippkurort）62處等（德國在台協會2005）。

然而「羅馬並非一天所造成」，德國今日有各類型特色的保養地，可追溯到羅馬帝國時代西元 1 世紀前後，當時羅馬帝國南征北討，征服了日耳曼尼亞（現今德國、奧地利一帶）、高盧（現今法國），不列顛尼亞（現今的英格蘭）。羅馬人每到一處一定建立兩項設施，一是軍事堡壘（Fort），二是建立溫泉公共浴池（Bath）。由今日歐洲許多的地名仍留有羅馬人溫泉利用的痕跡，例如英國的西南部的巴斯（Bath），是在西元前 43 年建立溫泉浴池，至今此一古羅馬溫泉浴池被聯合國列為世界遺產（徐明福，1998）。

　　再看德國地區知名的溫泉保養地巴登巴登（Baden Baden）、威斯巴登（Wisebaden），也是在西元 50 年左右為羅馬人建立的溫泉浴池，德語區地名中有「Baden」之地名，在德文中也是浴池或浴場洗澡之意，或是浴療之意（劉必權，2003）。另外，如奧地利的巴登（Baden），匈牙利的布達佩斯等地的溫泉，皆是由羅馬人首先開始建造溫泉浴場，而羅馬人建造溫泉浴場其目的主要有兩種用途，一是休閒社交之用，二是軍事醫療之用。因為當時，羅馬帝國南征北討擴張帝國版圖，年年爭戰，難免有傷兵必須接受療養，並且帝國殖民的統治階層，也必須有地方可休閒、放鬆的處所，解放統治的壓力與思鄉的情緒，並且藉由溫泉浴場的公共空間，進而亦可達到社交與情資流通，甚至可達成政治的目的。

　　為何羅馬人如此重視建立溫泉浴池？最主要是認為「人類的生命是由水孕育，水是人類生活中無法替代的生命泉源」，因此深深相信將身體浸泡於天然礦泉中進行水療養身（Solus Per Aqua），可以讓人類身心回歸達到最佳狀態（Alev Lytle Croutier，1992；吳美華 2002）。

　　羅馬人喜好泡澡的風氣之盛可說是空前絕後，就連在最前線例如位在英國最前線的「哈德良長城」也有供士兵使用的浴場，一般

小城市也會有數個浴場，到了首都羅馬，浴場規模更大也更豪華，並且大都由皇帝修建饋贈給市民使用，男女混浴，各浴場裏面設施大同小異，最重要的是還有各浴場內外的藝術品。不論品質之佳與數量之多，足以稱為羅馬時代的美術館，並且收費也低廉，入場費只要當時的錢幣 1/2 西亞銅幣，相當於一個麵包加一杯葡萄酒，而且士兵與兒童免費，由羅馬平民稱浴場為「為我們窮人修築的宮殿」（塩野七生，2004）。以西元一世紀來看，當時羅馬帝國就有 11 家大型溫泉浴場，926 家的公共浴場，據統計全羅馬帝國當時一天所使用的水量就高達 7 億 5 千萬公升（Alev Lytle Croutier，1992），這些浴場中，絕大部分皆不會向貧窮的住民收入浴費，就以當時最大、最豪華的戴克里先浴場(Thermae Diocletianae) 為例，該浴場就可同時容納 3200 多人，浴場內用來浴後休息用的大理石躺椅就多達 2400 多張，可見當時的浴場行業，是如何的欣欣向榮（ウォルフガング・ナールシュテット，2000）。

大致而言，羅馬人在興建公共浴場（Thermae）（圖 2.1.1 古羅馬大浴場，圖 2.1.2 古羅馬浴池剖面圖，圖 2.1.3 羅馬卡拉卡拉大浴場平面配置圖）的設施主要有下列幾項：

1. 冷水浴室（Frigidarium）。

2. 溫水浴室（Tepidarium）。

3. 熱水浴室（Caldarium）。

4. 露天游泳池（Natatio）。

5. 蒸氣浴室（Laconicum）。

6. 按摩室。

7. 俱樂部。

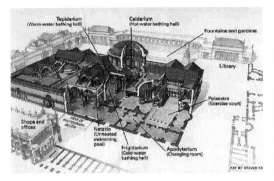

圖 2.1.1 古羅馬大浴場

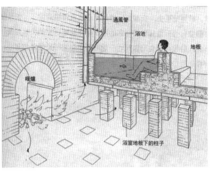

圖 2.1.2 古羅馬浴池剖面圖

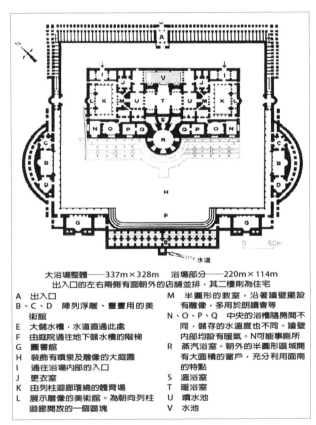

大浴場整體──337m×328m　浴場部分──220m×114m
出入口的左右兩側有面朝外的店舖並排，其二樓則為住宅

A　出入口
B、C、D　陳列浮雕、畫畫用的美
　　術館
E　大儲水槽，水道直通此處
F　由庭院通往地下儲水槽的階梯
G　圖書館
H　裝飾有噴泉及雕像的大庭園
I　通往浴場內部的入口
J　更衣室
K　由列柱迴廊環繞的體育場
L　展示雕像的美術館。為朝向列柱
　　迴廊開放的一個區塊

M　半圓形的教室，沿著牆壁擺設
　　有雕像，多用於朗讀會等
N、O、P、Q　中央的浴槽隨房間不
　　同，儲存的水溫度也不同。牆壁
　　內部均設有暖氣。N可能事廁所
R　蒸汽浴室。朝外的半圓形區域開
　　有大面積的窗戶，充分利用面南
　　的特點
S　溫浴室
T　暖浴室
U　噴水池
V　水池

圖 2.1.3 羅馬卡拉卡拉大浴場平面配置圖，資料來源：塩
野七生（2004），《羅馬人的故事Ｘ－條條大道通羅馬》
P160-165。

德國首創溫泉保養地　　75

8. 圖書館。

9. 交誼廳。

10. 散步庭園。

11. 運動場。（池內紀，1990；吳美華 2002）

　　由以上這些設施的建構，就可知兩千多年以前，古羅馬人就懂得以溫泉浴為核心，將休閒、環境景觀、水療、運動、社交等元素溶合一體，至今此一觀念仍深深影響歐洲各國的溫泉療養地的設施概念，甚至許多歐洲溫泉地更保有當時古羅馬式的溫泉浴場或是仿造古羅馬風格的浴場供客人泡湯，例如英國巴斯仍保有 1 世紀的溫泉浴場，德國黑森州的威斯巴登與巴登符騰堡州的巴登巴登，該兩地的菲特烈大帝浴池（Kaiser-Friedrich Bad）即是仿古羅馬風格的浴池。

　　由上文當可瞭解早期的西方溫泉文化，是隨著喜愛溫泉浴的羅馬人在擴張帝國版圖時建立起來的。當時的溫泉浴場不僅是民眾潔身沐浴的地方，更是具有社交功能的休閒場所。今日歐洲的溫泉文化利用深受其影響，甚至許多歐洲國家在二次世界大戰後，更將溫泉納入醫療資源體系管理，例如法國與德國現皆已將使用溫泉作為醫療，並已納入健保給付。

第二節 德國如何創建溫泉保養地？

　　由德國所首創的溫泉保養地，一般多認為始於 19 世紀初期。主要是在那時它開始有溫泉的研究分析，它重視與環境的關聯，因而促成了溫泉醫學的發展（阿岸祐幸，1986；山村順次，1990；

蘇嘉富，2002)。有了這些條件的累積，在概念上才比較接近當今所認知的「溫泉保養地」。

　　然而，如果從歷史發展脈絡追溯至其源頭來看，它可追溯至西元 476 年的日耳曼人（算是目前德意志人的祖先）殲滅了西羅馬帝國之時，同時也承繼了古羅馬帝國非常愛用的「溫泉公共浴場」。不過嗣後，因沐浴溫泉的行為會裸露身體，抵觸傳統的道德觀念，再加上連年戰爭的隔絕而卻步，日耳曼人就不再洗泡溫泉了；1492年，哥倫布發現新大陸，掠奪了不少印加帝國的財富，使得西歐國家產生富裕階級，為了追求更美好的生活而發展出「溫泉村」，這些西歐國家包括了當今的德國、義大利、奧地利、瑞士等國家。其中 1552 年在德國的「巴特・皮爾蒙特」(Bad Pyrmont) 溫泉村所發現的酸性溫泉，被譽為「治療之泉」、「神聖之泉」，並在短時間內即聞名全歐；1556 年更曾於 4 週內創下 1 萬多人造訪的紀錄。巴特・皮爾蒙特 (Bad Pyrmont) 等溫泉村形成的例子，也是後來溫泉保養地發展的先驅與雛型（ウォルフガング・ナールシュテット，2000）。

　　西元 17 世紀曾發生歷時 30 年的戰爭，更使人民生活民不聊生，直到 17 世紀後期與 18 世紀初的工業革命興起，西元 1789 年法國大革命之後，普魯士帝國開始崛起，於西元 1871 年統一各聯邦州建立德國前身的德意志帝國。時序進入 19 世紀資本主義興起，各產業蓬勃發展，德國各溫泉地逐漸開始有人前往度假與療養，當時的客人以王公貴族、社會名人與富有的工業家及企業家最多。

　　在山村順次（1990）所寫的「世界の溫泉地」一書中，曾記載了 19 世紀德國的威斯巴登 (Wisbaden) 溫泉地，其保養客在西元 1800 年約有 900 人，西元 1820 年超過 10,000 人，西元 1860 年

達到 25,000 人，西元 1890 年更超過 100,000 人，這些就足以說明溫泉客人在快速的增加中；在這 19 世紀因科技與社會的進步，溫泉與醫療的結合，德國人開始探討溫泉的效能、溫泉的利用，以及溫泉地與環境之間的相關性，尤其是西元 19 世紀末期進行溫泉化學分析，這些都對現代溫泉醫學研究建立了重要的基礎（山村順次，1990；阿岸祐幸，1986）。

西元 1884 年，德國（德意志帝國）俾斯麥首相所推出的社會保險法，也是造成溫泉利用客開始大幅增加的部份原因。因為即連勞動的平民階層也開始有機會可以進入溫泉保養地使用的緣故（ウォルフガング・ナールシュテット，2004）；西元 1892 年德國溫泉協會成立，該協會提出德國「溫泉保養地」與「健康保養地」應符合各項認定的基本要件，符合者才可以在基地名上，冠上「Bad」，也才能被稱為「溫泉保養地」（ジーグルン・ラング，2000）。

在邁入 20 世紀的民主（平民）時代，造訪溫泉保養地的客人更是明顯打破階級觀念。這時不再只是王公貴族，許多平民也開始到溫泉保養地進行休養、保養、療養。就以巴登巴登城鎮為例，光是西元 1920 年就有 86,000 人，西元 1922 年更是達到 18 萬人。西元 1975 年西德一年就有 615 萬人的保養客，每位保養客平均在溫泉保養地滯留天數為 12 日，如再加上非保養客的一般溫泉客，西德溫泉保養地一年的總人數就高達 7,400 萬人（山村順次，1990）；西元 1994 年除俄羅斯外，全歐洲造訪溫泉地數量約有 1,500 多處，其中德國就有 300 多處，約佔 20%，當年全歐洲到溫泉地的保養客已高達 1,350 萬人，平均每人滯留日數為 11.1 日，其中到德國的溫泉保養客即佔了 80%，約有 1,000 萬多人（ウォルフガング・ナールシュテット，2000），可見當時德國溫泉保

養地在國際上受歡迎的程度，也凸顯德國的溫泉健康產業非常具有競爭優勢。

　　21世紀以降，科學技術突飛猛進，不論是溫泉醫療、溫泉保養地學、溫泉地質水文勘查、溫泉化學、溫泉物理、溫泉工學、溫泉設備器材……等與溫泉相關的科學技術，多有長足的進步，促成今日德國溫泉保養地在軟、硬體的豐富與多元。（參見表2.1）

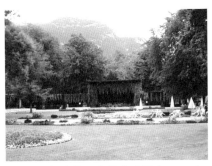

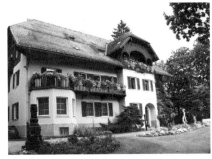

圖2.2.1 加米許溫泉保養公園(Kurpark)　　圖2.2.2 多目的溫泉保養館(Kurhaus)

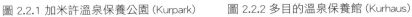

（加米許在德國雖不算是溫泉保養地，但所擁有相關的軟硬體同樣對使用者的身心健康很有幫助，也可考慮參用。）林永棋拍攝，2004。

　　今日，在德國並非所有的「溫泉地」都可發展成為「溫泉保養地」，例如德國巴伐利亞以「壁畫村」著名的第四屆（西元1936年）冬季奧運會舉辦地——加米許・帕騰基興(Garmisch-Partenkirchen)，雖然擁有「卡恩斯巴特」(Kainzenbad)溫泉地、溫泉保養公園(Kurpark)（圖2.2.1），以及多目的溫泉保養館(Kurhaus)（圖2.2.2），同時也擁有優異的天然環境、完整度假配套設施，與世界級滑雪運動設施，是阿爾卑斯山脈著名避暑及滑雪度假勝地，但目前因「卡恩斯巴特」(Kainzenbad)溫泉地尚未達到「溫泉保養地」認證條件的標準，所以還無法稱作「溫泉保養地」。但因其具有宜人的氣候條件，而被認定為「氣候保養地」。（註：德國的保養地有四種類

型，氣候保養地只是其中的一種，但它不一定會有溫泉）

表 2.1 德國溫泉保養地的前身與發展脈絡

時間	事件	影響
西元 476 年	日耳曼人殲滅西羅馬帝國。	承繼不少「溫泉公共浴場」。
11、12 世紀	因基督教十字軍東征，接觸到土耳其浴場。	引進伊斯蘭文化的哈曼浴(Hamams)，即土耳其浴。
1552 年	在德國的「巴特·皮爾蒙特」(Bad Pyrmont) 發現酸性溫泉而聞名全歐。	「巴特·皮爾蒙特」因客人聚集，形成了溫泉村。
19 世紀初	工業革命後，逐漸引發資本主義興起。	德國的溫泉地有不少貴族、富人前往度假與療養，此時溫泉保養地概念大抵成熟。
19 世紀後半	1884 年，德國通過社會保險法。	溫泉客大增，平民也開始使用溫泉保養地。
1892 年	德國溫泉協會成立。	如要稱為「溫泉保養地」與「健康保養地」，必須其地名貫上 Bad 一字，才有機會被稱為「溫泉保養地」。
1994 年	德國溫泉地佔歐洲的 1/5 以上。	在國際上已經相當受歡迎。
21 世紀以來	科學與技術的支援更為成熟。	溫泉保養地軟硬體更為豐富、多元。

資料來源：本研究整理

第三節 德國溫泉保養地所具備的條件與認證

一、溫泉保養地所具備的條件

德國溫泉保養地經歷 200 多年的發展，每隔一段時間就會加入一些新的元素，增添一些新的概念。至今，將其歸納起來，德國所稱的溫泉保養地，至少必須具備四種條件。以下分別羅列並說明之：

- 位於豐富的自然資源環境。

- 必須很重視當地的環境保育。

- 必須擁有豐富的歷史文化與藝術資源。

- 必須和醫學資源緊密結合。

（一）位於豐富的自然資源環境（以下僅以森林為例說明之）

德國向來就是一極重視自然資源保育的國家，自然資源包括了空氣、水、土地、動植物，以及其他可供人類利用的物質。其中又以森林涵蓋面較廣，本段文字就暫以森林舉例。反應在溫泉保養地條件的考量上，森林的覆蓋率至為關鍵。尤其是「地形療法」又特別重視森林療效。德國深信森林將對溫泉保養地具有下列幾項好處，因此特別重視（植田理彥，1986）：

1. 穩定氣候：溫濕度調節、防風、防塵、防霧。

2. 淨化大氣：二氧化碳 CO_2 吸收、氧氣 O_2 製造、污染物與灰塵淨化。

3. 塑造舒適的環境：噪音防止、風景、精神穩定、形成陰離子的環境等。

此外，他們還會設計「森林學習步道」，讓大家能夠體驗森林，從森林的動、植物獲得知識，也達到休憩、健康的目的。他們還會規劃不超過 10 公里的步道。在步道沿途，提供各類型休憩場所，例如：一般導引解說的場所、可運動的場所（通常為體操運動、需設有體操的指示說明牌）、休息的場所、體驗湖泊或溼地的場所、體驗森林功能的場所、認識歷史文化的場所、嗅聞樹皮香味的場所、身體可接觸森林大地的設施（需設有至少 80 公尺長的光腳步

行體驗森林步道）、動物或植物近距離無干擾的觀察體驗的場所、可供腳浸泡泉水或溪流體驗的場所、治癒力提升的場所（通常為藥草療法的體驗）、營養教學場所（教導如何營養攝取與卡路里計算、利用當地時令食材的健康料理教室）、觀察野生動植物高密度生長的場所等，以上加總起來共有 27 種各式不同的體驗場所（中田裕久，2004）。

當然，森林不過是自然環境資源當中的一環，另有其他資源也很重要，也規範許多的設計規則，不過囿於篇幅，本書暫且省略。

（二） 必須很重視當地的環境保育

德國溫泉保養地的環境生態保育的要求程度，應該是世界所有國家的溫泉地當中要求最高的。就以德國巴特瑙海姆（Bad Nauheim）浴場的暖房為例，為了考慮避免在保養地的人口中心區造成景觀、噪音與煙霧排放等問題，特別將浴場暖房的煙囪牽管至 500 公尺以外的地區排放煙氣（中田裕久，2004）；因政府對保養地住宿區、水療 SPA 區……等各種功能區域都有落塵量的規定標準，對水土環境保育的影響更是特別注重，被列為每年度檢查的重點（奧村明雄，2004）；許多保養地都規定車輛禁止駛入其中心地區，必須停到外圍的專設停車場。在保養地內的都市計劃，必定是人車分離，必有行人專屬的徒步區或是散步步道（奧村明雄，2004）；規定必須避免車輛的廢氣造成大氣環境的汙染，維護高人流區域空氣品質及人身安全，尤其座落於山區、谷地或高山山腳下的溫泉村，怕會因地形因素使得空氣污染物的擴散受阻，造成當地嚴重的空氣汙染，尤其是化學煙霧與 PM2.5 懸浮物對人體健康的傷害，所以對於空氣高標準的品質要求，對溫泉保養地的環境保育是非常重視的。

各保養地內會設有保養公園（Kurpark）、林蔭步道區等低密度

開發的社交運動設施及空間，人行步道鋪面都採用細沙、小鵝卵石或木屑做為鋪材，藉以減少保養客步行時下肢關節的負擔，以及當客人赤腳步行時能增加對腳底刺激以活化末梢神經，同時兼具有身體健康與雨水涵養等功能；對於環境開發除了要求降低人為開發程度，還須經由動植物生態調查，進行原生生態環境復育，提供原生動植物棲息地，以恢復至生物多樣性的環境。並在溼地、溪流或湖濱，規劃設置掩護觀察鳥類、蛙類、昆蟲等動植物生態的設施，營造人與自然環境友善接觸的生態體驗。目前，包括德國在內的歐洲很多保養地，都再度進行生物多樣性復育的計畫工作，塑造讓溫泉保養客能有更適合長期保養、宜居與生態體驗的健康環境。

（三）必須擁有豐富的歷史文化與藝術資源

　　德國任何一處的溫泉保養地，大多有與歷史文化相關的設施與體驗活動，例如在保養地內會有圖書館、博物館、表演廳、藝廊、遊客資訊中心，這些設施有時會附屬在「多目的溫泉保養館」（Kurhaus）。另外，為使長期留宿保養客的生活不致於枯躁厭煩，會規劃療養度假性質的各類活動（奧村明雄，2004）；除了自然觀察體驗活動外，還會利用溫泉地的溫泉公園、提供散步的林蔭大道，或休閒廣場區等休閒場所，安排定期的戶外音樂會、園遊會、節慶表演活動與戶外餐會，還會舉辦許多屬於當地民俗文化的活動、歷史古蹟巡禮，文人或音樂家對於該地點體驗的創作發表。例如在巴登巴登的布拉姆斯故居巡禮，在森林學習步道中的「貝多芬森林小徑」體驗當時貝多芬在森林中漫步所創作曲子的情境。

　　氣候保養地加米許・帕滕基興 (Garmisch Partenkichen) 著名的路德維希大街 (Ludwigstraße)，以其巴伐利亞古老藝術形式 (Lüftlmalerei) 裝飾的建築壁畫外牆而聞名，是阿爾卑斯山地區的建

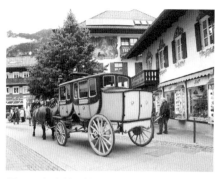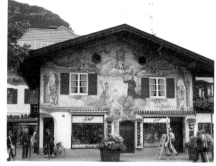

圖 2.3 加米許 - 帕滕基興 (Garmisch Partenkichen) 壁畫商店街，林永棋拍攝（2004）。

築文化瑰寶，讓人們漫步在令人驚艷的壁畫村小店和典型的巴伐利亞傳統多樣性壁畫建築（圖 2.3）。「Lüftlmalerei」是由著名的立面畫家弗朗茲‧塞拉夫‧茲溫克（Franz Seraph Zwinck）所製作，它代表加米許‧帕滕基興的著名壁畫村的一幅藝術作品，充滿著與當地人民的守護神相關的畫作，是一幅呈現著歷史民俗風格的藝術作品。

（四） 必須和醫學資源緊密結合

奧村明雄（2004）在《溫泉地環境の保全》一書中指出：在德國的溫泉保養地，必定會設置溫泉醫療單位，也一定會有溫泉醫師常駐，這是德國溫泉保養地的要件之一。德國的溫泉使用與該國進步的醫學緊密結合，醫療資源在溫泉保養地呈現的方式有：

1. 專門溫泉醫院、醫院附屬溫泉專科門診。

2. 內科、復健科、整形外科、心理諮詢科等獨立診所。

3. 溫泉療養飯店附屬醫療護理服務，甚至還提供到府醫療護理服務。

德國溫泉療養資源結合醫療、護理、健康檢查、運動醫學、住宿餐飲管理與健康指導員等完整的溫泉保養地醫療度假服務系統，完全不同於傳統醫院所提供的醫療服務，對於病後身體健康調理、精神心理疾病、慢性疾病、神經外科與運動生活機能低落等療養者，提供優質健康恢復的環境、設施、器材及療養服務，相關專業服務人員的專業認證系統都已建制完備，專業訓練、臨床經驗與營運服務管理制度都非常完善，甚至部分醫療服務項目，也已被列入國家醫療福利給付的範圍。德國溫泉醫學服務系統可以說已經提升到溫泉知識經濟整合的層級了。

二、 溫泉保養地的認證

雖然一些溫泉地具備以上的條件，但是否能被認定為「溫泉保養地」，仍須經由相關單位的認定或認證才可以。早期經由德國溫泉協會等相關組織所認證，必須符合相關的認定條件才可取得，後來則是必須經過德國各聯邦州政府認證才能成為溫泉保養地（Badekurort）。

取得認證許可後，政府才會准予在原本的地名前加上「Bad」。這有利於地方發展溫泉或礦泉健康產業的辨識，同時也因著其獲得保證，有助於吸引休養、療養旅遊的客人前往。例如有硫磺泉與克奈普（Kneipp）療法的巴特・福倫巴赫（Bad Faulenbach）（參見圖 2.4 Bad Faulenbach 的指示牌）及（圖 2.5 Bad Faulenbach 的健康中心），Faulenbach 是未經通過認證的地名，一直到 1968 年通過保養地認證後，才可在地名前冠上「Bad」。

德國政府每年會來檢查該地是否仍繼續維持一定的標準，一旦未通過檢查，就會取消地名前的「Bad」。因此，只要在德國看到地名前有「Bad」時，即表示該地為溫泉保養地。另外，也表示該

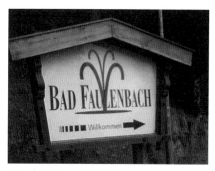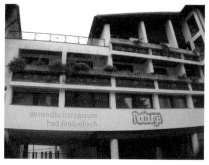

圖 2.4 巴特‧福倫巴赫 (Bad Faulenbach) 溫泉保養地的牌示，林永棋拍攝（2004）。

圖 2.5 巴特‧福倫巴赫 (Bad Faulenbach) 健康中心，林永棋拍攝（2004）。

溫泉保養地擁有優異的自然環境、溫泉品質，也適合溫泉療養與克奈普 (Kneipp) 療法等。必須其相關配套設施品質能夠確保，才能獲得認證。

　　德國溫泉保養地經歷這兩百多年的發展，更見日新月異。它結合各種科技研究、文化積累、環境保護、經營更新與多元化發展等，使其呈現不斷進步的狀態。例如西元 1922 年，德國將溫泉開發成可作為治療氣喘的高價值吸氣療法（蘇嘉富，2002）。之後將近一個世紀，它更是重視周遭環境的溫泉生態保育。例如，他們更重視溫泉形成的水源涵養、循環補給、含水層儲存、水溶存物質與熱量交換等溫泉水文的再生利用。

　　在經營管理上，他們採取溫泉地溫泉的配置供水，也長期監測溫泉的開採利用。例如溫泉只提供大眾溫泉療養設施或小型溫泉療浴設施，並不入戶於保養客的住宿設施。

　　他們控制溫泉大量開採使用，充分發揮溫泉健康利用的經營方式。他們認為必須在多方面的兼顧之下，才能使溫泉資源永續利用。這也是德國很多溫泉保養地可以經營百年以上的原因。

第四節 衍生性產品與溫泉療法

　　隨著德國溫泉保養地的發展，因著不同溫泉地的區位條件、搭配的療法、市場定位的不同，德國的溫泉地發展出各種不同的應用型態，也可說是衍生性商品。例如有的偏重在社交、有的著重在溫泉的飲用，有的是興建一棟「溫泉療養館」，提供人們的療養服務；另外，也有的完全聚焦於溫泉本身的醫療或療養方法的使用。以下即分成這兩部份來介紹：

一、溫泉保養地的「衍生性設施」

（一）多目的溫泉保養館 (Kurhaus)

　　「多目的溫泉保養館」（Kurhaus）是德國溫泉保養地當中最常見的設施。因歷史景背景與國情的不同，德國溫泉保養地的發展型態及應用，跟後來的日本與其他國家不盡相同。德國的「保養地」英文字為 Kurort，德國併存著許多不同類型的保養地，例如克奈普療法保養地 (Knieppkurort)、空氣保養地 (Luftkurort)、氣候保養地 (Heilklimatischerkurort) 等，它們的字頭都是類型的名稱，字尾則是保養地 (Kurort)。（註：德國的保養地有許多類型，「溫泉保養地」是其中的一種主流類型，為數眾多，知名度高，而且許多保養地上多有溫泉，因此常以「溫泉保養地」涵蓋各種類型的保養地。）

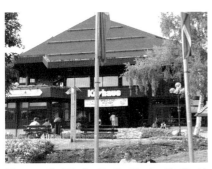

圖 2.6　德國多目的溫泉保養館（Kurhaus），林永棋拍攝（2004）。

Kurort 這個德文，大體上是由三個要素所組成：公園（Park）、場館（屋子）（Haus）以及療養館（Mittelhaus）（阿岸祐幸，2003）。例如Kurpark 就是保養公園，Kurmittelhaus 意為溫泉療養館，而 Kurhaus 意為多目的溫泉保養館。圖 2.6 所呈現的，是德國典型的 Kurhaus。坐落在森林圍繞生長茂盛的艷麗花園環境。Kurhaus 是外來觀光客以及本地人都會來聊天用餐的社交或活動訊息交流的場所。德國的溫泉保養地原則上是以 Kurhaus 為中心點，溫泉保養地的溫泉或健康相關設施，都會配置在其週邊附近區域。

（二）飲泉廳（Trinkhalle）

　　第二種常見的設施是以飲用溫泉所發展出的溫泉保養地的場所或廳舍。德國或泛德地區只要溫泉保養地的溫泉泉質經過分析、評定其飲用對人體健康有所助益，都會設置飲泉場所供遊客飲用，因此許多溫泉保養地都有飲泉設施（圖 2.7，高溫噴泉大廳飲泉區；圖 2.8，溫泉飲泉亭），飲泉廳備有飲泉說明，指導遊客如何飲用，告知每次與每日何時飲用，飲用量多少對人體最有助益。

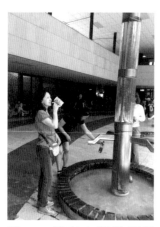

圖 2.7　捷克卡羅維瓦利 (Karlovy Vary) 高溫噴泉大廳飲泉區，林永棋拍攝（2015）。

　　通常在歐洲或德國的飲泉廳飲用溫泉時，會指導保養客飲用一杯約 200-250 毫升的溫泉水，認為快速牛飲是不正確的。建議需花費 15-30 分鐘慢慢一口吸入含在嘴中數十秒後吞嚥，最好邊喝邊欣賞現場表演或演奏（圖 2.9，飲泉廳邊飲用溫泉，邊聽演奏），或是慢慢的散步。遇到下雨或冬天時可在屋內

走廊邊走邊聊邊喝溫泉，也可悠閒地坐在附設的咖啡座邊飲用邊閒聊、邊欣賞保養公園（Kurpark）的美景。溫泉飲用在德國溫泉保養地算是很重要的衍生性設施（阿岸祐幸，2003）。

（三）溫泉療養館（Kurmittelhaus）

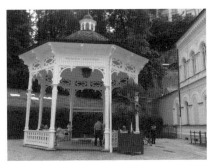 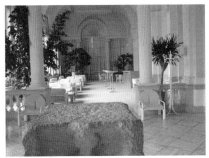

圖 2.8　捷克卡羅維瓦利自由 11 號飲泉亭，林永棋拍攝（2015）。

圖 2.9　巴登巴登菲特烈浴場飲泉座椅區，林永棋拍攝（2004）。

「溫泉療養館」（Kurmittelhaus）著重在以療養為目的所設置的廳館，它不同於「溫泉水療館」（Therme）。溫泉療養館(Kurmittelhaus)需有溫泉療法醫師或專科醫師常駐，提供健康檢查、身體機能評估，開立溫泉療法、水療與飲食營養的「健康增進計畫」，並提供各類水中或陸地復健、痠痛電療、泥療、治療按摩、海洋療法或大腸水療等健康計劃療程項目的服務。

然而，一般人對於溫泉水療館(Therme)與溫泉療養館(Kurmittelhaus)不容易辨別，因為兩者可能都有溫泉池、治療用浴槽、三溫暖、哈曼浴（即土耳其浴），德國「哈曼浴」蒸汽浴室與「哈曼」泡沫浴，兩者可能併存）等類似設施。兩者也都會提供泥浴、按摩或是美容美體等類似服務。

兩者最大的差別在於：溫泉療養館(Kurmittelhaus)必須有專業

的溫泉醫師駐點，提供專業的溫泉醫療項目服務，也會聘請指導員執行保養客的健康管理療程項目；而溫泉水療館（Therme）則不會有這些溫泉醫療資源的進駐。簡單地說，「溫泉水療館」僅僅具有溫泉水療保養的設施與功能而已，而「溫泉療養館」除了具備「水療館」的功能以外，它還同時兼具溫泉醫療的功能與設施。

不過兩者的功能並未抵觸，反而是一種分工合作的關係。例如溫泉療養館開立的溫泉療法的療養項目太多，而其中如果是非醫療項目，會轉交給水療館指導員執行。他們雙方會建立起保養客健康管理的互聯網系統，隨時都可管理保養客療程項目的執行狀況。

二、 溫泉保養地的各種「溫泉療法」

溫泉保養地的療癒方法可分成兩種：其一，類似華人的自然療法，係以人為的輔助所達到的療效；其二，讓客人呼吸一些特殊的空氣，或使用特定的溫泉水，來達到療癒的效果：

（一）人為輔助的方法，主要是「克奈普(Kneipp)水療法」

克奈普(Kneipp)水療法，是在十九世紀由德國神父塞巴斯蒂安·克奈普（Sebastian Kneippe)(1821-1897) 所發明。他巧妙的結合當代水療專家文森特·普里斯尼茨 (Vincenz Priessnitz) 的「毯子包」（用毯子包裹身體）與身體濕布摩擦按摩等水療手法，更加豐富了克奈普(Kneipp)水療法系統的完整性。目前克奈普水療法共可分成：1.身體濕布按摩、2.包裹＆加壓和包紮、3.沖灌水注、4.沐浴、5.蒸氣、6.水踩踏等六種水療方式。

其中的「冷水踩踏浴（療法）」與「冷水手臂浴（療法）」，在溫泉保養地或其他多類型保養地中，最被廣泛應用。尤其是保養公園中的冷水踩踏浴，再配合池畔四周的草地，可於清晨冷水踩踏

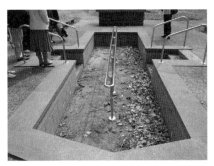
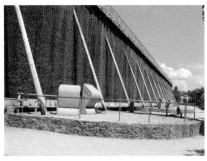

圖 2.10 巴特威力斯霍芬保養公園克奈普踩踏水池，徐唯正拍攝（2008）。

圖 2.11 德國明斯特施泰因埃伯恩堡（Münster am Stein Ebernburg）氡氣礦鹽溫泉鹽霧呼吸牆
資料來源：dreamstime.com（ID205159-465 sapientisat）。

後，再進行赤腳的草地露水踩踏走 3-5 分鐘；像氣候地形療法步道常會在結束地點，設置冷水踩踏池與冷水手臂浴，作為地形運動療法後，體力與四肢疲勞時的休復消除；冬天下雪時可赤腳在雪地迅速奔跑數秒鐘，接著回到溫暖房間，充分按摩足部，將腳上水分擦乾，穿上襪子與長統鞋，快速行走讓腳暖和起來。

　　冷溫水交替踩踏療法原理，是利用腳踝至膝部的不同水深和不同水溫中的踩踏池左右兩側步行，腿須抬離水面，利用池底鋪設許多不同大小的鵝卵石，與冷水及溫水交替進行冷溫交替浴變化的組合，針對腳的各種不同刺激，藉以活化足部的神經，進行末梢血液循環、身體免疫力與內分泌的提升療養。（請參考圖 2.10）

　　（二）　呼吸特定空氣與飲用特定溫泉水的療法

這類型的療法主要包括：

　　1. 呼吸溫泉鹽霧氡氣

位在德國「巴特‧明斯特‧斯坦 - 埃伯恩堡」溫泉保養地（Bad

Münster am Stein-Ebernburg），當地鹽湖除盛產礦鹽，也蘊藏含有氡氣的氯化鈉（食鹽）溫泉。早在西元 1478 年就建立溫泉療養設施，目前是氣候與溫泉保養地（雙重保養地），其溫泉水療中心的診所，以治療心臟和骨科康復的專業醫療聞名。

吾人可參考圖 2.11 是著名的氡氣礦鹽溫泉鹽霧呼吸牆，將含氡氣的氯化鈉（食鹽）溫泉，順流在大量枯樹枝捲堆置的樹牆上，並濺流產生很多水花，順著樹牆流到水池。療養客站在旁邊做深呼吸，藉由吸入含氡氣、鈉、氯鹽與溫泉氡氣鹽霧，有調整心跳與血壓、鎮靜神經，以及促進上呼吸道的殺菌作用。

2. 呼吸浴與溫泉飲用

巴特‧奧爾布 (Bad Orb) 原本是德國黑森州一大鹽礦古老小鎮，早期的產業活動是從鹵水（鹽泉）中提取製鹽，鹽產量最高峰在西元 18 世紀，溫泉水療活動早在 1837 年就開始。1899 年停止鹽產，鹵水開始被用作替代藥物。1909 年被政府認證為溫泉保養地與水療中心，屬於稀有的含氡氣氯化鈉（食鹽）溫泉，所以目前只應用在醫療用途上，特別是用在溫泉水療。

溫泉水療健康旅遊的收入已成為當地主要經濟收入，地方經濟發展由政府衛生和旅遊部門所主導：衛生部門負責溫泉醫療的發展與管理，轉型蛻變成為當地溫泉醫療旅遊資源；旅遊部門負責溫泉水療健康旅遊市場的推動。

礦鹽保養公園的呼吸浴、飲泉主題館，提供保養客可以舒適地坐在館內進行較長時間的礦鹽霧氣呼吸浴與飲泉，保養客的飲用方式，須經由溫泉醫生開立的溫泉保養飲用處方才能使用。

由以上案例，不管是藉由以人為輔助，或是以氣體、液體的利用，都可看出德國的各種溫泉療法，都善於充分利用地域特色資

源，並特別重視溫泉特殊的療法功能，配合溫泉地方的文化，將老舊礦鹽產業活化成溫泉健康旅遊，並將礦區改造為礦鹽保養公園，將老礦區建築特色融入溫泉呼吸及飲用體驗主題館，使溫泉、地方產業與文化特色發揮到淋漓盡致，將溫泉產業發展提升至知識經濟的層級。

第五節 溫泉保養地的經典案例－巴登巴登

在德國所有溫泉保養地當中，就以巴登巴登（Baden Baden）城鎮最為有名。巴登（Baden）原是位於德國符騰堡州（Baden-württemberg）的一個小鎮名稱，後來改名為巴登巴登（Baden Baden），象徵著它是「湯中之湯」、「溫泉地中的溫泉地」（池內紀，1990；山村順次，1990），可見它的凸出與榮耀。就連美國文豪馬克吐溫

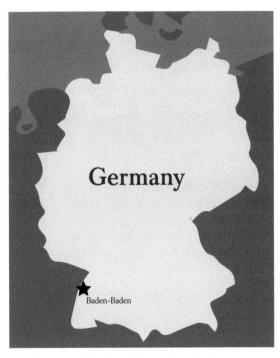

圖 2.12 巴登巴登位置圖，徐唯正繪製（2022）。

（Mark Twain）都曾形容巴登巴登為「十分鐘之後你會忘記時間，而二十分鐘之後你會忘記全世界的地方」（胡蕙寧，2003）。以下僅就作者群親臨現場調查，再對照資料引介如次：

一、地理區位

巴登巴登位於德國西南部的符騰堡州（圖 2.12）。該地緊臨法國，人口約 55,000 人，位處有德國「普羅旺斯」之稱的黑森林山麓（信建吾，2000），海拔從約 120 公尺至 1,003 公尺，森林覆蓋率達 61％。由於受到大西洋暖流的影響，氣候宜人，其地形地勢與氣候條件都非常符合溫泉保養地的條件。

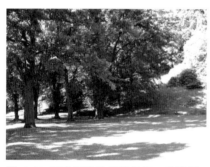
圖 2.13 巴登巴登的綠意地景，徐唯正拍攝 (2004)。

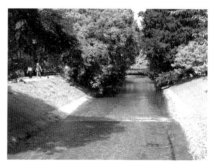
圖 2.14 貫穿巴登巴登城鎮的烏斯河 (Oos)，林永棋拍攝（2004）。

（貫穿巴登巴登城鎮的烏斯河，溪流潺潺，為溫泉保養地增色不少）

二、歷史背景

西元 19 世紀初，巴登巴登小鎮開採溫度高達 69℃ 的含放射物質的氯化鈉（食鹽）溫泉，經研究發現對人體相當有幫助之後，一家家的溫泉浴場、旅館、別墅、步道、溫泉保養館(Kurhaus)、觀光賭場(Casino)、溫泉醫院、飲泉廳、賽馬場、保養公園等陸續

設立，當時吸引了許多王公貴族與文人騷客前來泡湯，包括法國拿破崙三世國王與法國皇室，英國維多利亞女王，文學家雨果、巴爾紮克、杜斯妥也夫斯基、馬克吐溫，音樂家布拉姆斯、舒曼、華格納等，太多名人多次來造訪，因此贏得「歐洲夏都」之稱（Ester Laushway，2003；山村順次，1990）。根據山村順次（1990）在《世界の溫泉地》一書的記載，巴登巴登在西元 19 世紀，住宿客略為：1820 年 5,138 人、西元 1850 年 33,623 人，即使在西元 1920 年德國經濟蕭條的年代還成長到 8 萬 5 千人，時至今日巴登巴登的住宿客人數每年大多超過 100 萬人。

巴登巴登小鎮在二次世界大戰後亟思轉型，除了 19 世紀所興建的設施以外，為了因應當代的休閒旅遊需求，1968 年又興建了會議中心。基於溫泉利用價值的提升，現代化「新」的卡拉卡拉溫泉浴場（Caracalla Therme）於 1985 年 8 月開幕；另一建於西元 1869 年「舊」的仿羅馬式的菲特烈浴場（Friedrichsbad），也於西元 1981 年重新整修展現新風貌。這一新一舊浴場的並列，象徵時代的繼往開來，更使得巴登巴登贏得「歐洲最美澡都」的美譽（胡蕙寧，2003）。1998 年巴登巴登城鎮的歌劇院開幕，該歌劇院成為德國之最，在全歐洲亦名列第二大的歌劇院，僅次於法國的巴士底歌劇院。

從巴登巴登的歷史發展脈絡來看，它其實是德國溫泉保養地發展史的典型縮影，因為它的主流市場為歐洲上流社會保養客，也因而盛名遠播，所以吸引不少的國際觀光客。再加上優越的地理區位、環境與氣候條件，它在德國的地位是屬於「貴族式」與「國際性」的溫泉保養地（山村順次，1990），這與德國其他溫泉保養地的風格有很大的不同。

三、 近況風貌

巴登巴登直至今日仍很具魅力，本書作者群曾專程走訪巴登巴登城鎮，對於當地的著名設施與景點皆有近距離的觀察。

巴登巴登在黑森林的群山環繞當中，林木蔥鬱，烏斯河（Oos）的水流潺潺貫穿市中心，尤其是在市中心區外圍皆有樹木、草地、綠帶環繞，環境相當優美宜人（圖 2.13、圖 2.14，亦請參見彩頁圖 3）。

市區的溫泉地交通採人車分離，車輛必須停在外圍的停車場，客人只能下車徒步至市中心區，商家貨車可於早晨與晚上的特定時間進出。巴登巴登在市中心主要可分成四個區塊（圖 2.15）：

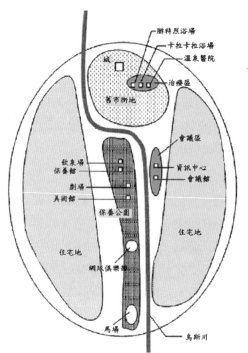

圖 2.15 巴登巴登城市的中心區之環境概況
資料來源：引用中田裕久（2004）《溫泉保養地環境の形成》，徐唯正改製。

1. 中心區有保養公園 (Kurpark)，內有希臘式建築的飲泉廳 (Trinkhalle)、利希滕塔爾林蔭道 (Lichtentaler Allee)、多目的社交保養館 (Kurhaus)、歌劇院 (Theater)、美術館、馬場、網球俱樂部等設施，為保養客主要的休閒、文化、運動與社交聯誼的功能區域。

2. 東側為療養會議中心、休閒露天咖啡廳區、旅館與療養住宅區，為會議、旅館、社交聯誼與長期保養客住宿的功能區域。

3. 西側亦為療養住宅區。

4. 北邊舊市街區有現代式的卡拉卡拉溫泉浴場 (Caracalla Thermal)、仿羅馬式的菲特烈浴場 (Friedrichsbad)，與溫泉療養醫院與各類療養診所、精品商店、餐廳等，為主要商業、觀光、溫泉療養核心區。

巴登巴登城市外圍地區還有旅館、高爾夫球場、賽馬場、羅馬時代歷史古蹟、精品店、葡萄莊園、觀光風景點（如泉源公園），與全長 500 公里的各式自然步道等（德國旅遊局，2003）。以下就其較具特色的主要設施予以介紹：

（一）腓特烈浴場 (Friedrichsbad)

該浴場建於西元 1869-77 年，使用百年以後，再於西元 1981 年整修後對外開放，浴場的建築外部是文藝復興時期型式的建築（圖 2.16）；內部是以古羅馬溫泉風格的空間概念，結合愛爾蘭溫泉熱蒸氣，與伊斯蘭哈曼浴的使用方式，所進行設計的許多設施，共分成 16 站的 18-50°C 的浴池，或蒸氣浴等相關設施，供客人進行約 130 分鐘的暖、泡、蒸、洗、沖、凍、冷、擦、按摩、塗油、

泥澡與舒眠等療程（劉必權，胡蕙寧，2003）；另外還設有以海藻、海泥的海洋療法與芳香療法等，提供服務的療養部門。

（二）卡拉卡拉溫泉浴場（Caracalla Therme）

卡拉卡拉浴場於西元 1985 年 8 月 16 日開幕（圖 2.17），該名稱是為了紀念羅馬卡拉卡拉皇帝，於西元 117 年在此興建溫泉浴場為士兵療傷而命名。此浴場浴池面積超過 1,000 平方公尺（劉必權，2003）。在室內浴場溫泉大浴池區的挑高就有 8 米（圖 2.18），

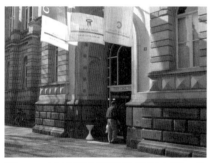

圖 2.16 巴登巴登菲特烈浴場大門，徐唯正拍攝（2008）。

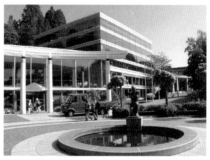

圖 2.17 卡拉卡拉溫泉浴場外觀，資料來源：林永棋拍攝（2004）。

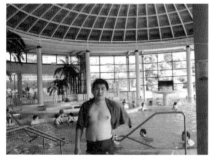

圖 2.18 卡拉卡拉溫泉浴場室內大浴池，資料來源：林永棋拍攝（2004）。

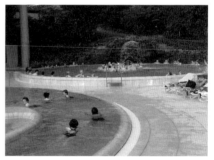

圖 2.19 卡拉卡拉溫泉浴場室外溫泉浴池區，林永棋拍攝（2004）。

空間寬廣舒暢，濕度介於 55% -60% 之間，非常舒爽。

卡拉卡拉溫泉浴場的各項設施種類繁多，一樓水療池主區有室內及連通至室外的大池（圖 2.19）、小孩池、芳香蒸氣浴、人工日光浴機、紫外線浴、紅外線浴；二樓是男女裸浴的桑拿區，室內有各式溫泉浴池、乾烤箱、足浴、蒸汽浴、吸入浴，及銜接後山森林的「芬蘭桑拿浴」等。（註：「桑拿」（Sunna）是一種蒸汽浴烤箱，桑拿浴可追溯自公元 4,000 年前，是芬蘭一種極為特殊的傳統文化，2020 年 12 月已被 UNESCO 登錄為「非物質文化遺產」）。

離開浴場區後，從大廳左側至 3-5 樓是健身、SPA 療程、按摩區，三樓是兒童遊樂區，四樓為 SPA 療程活力區（Arena Vita），五樓為健身指導與按摩區，有運動指導員從事健身指導，治療師則提供美膚、紓壓，或肌肉放鬆的按摩和礦泥療法等服務。它算是頗成功的公辦民營浴場，收費公道合理，入場 2 小時收費每人 11 歐元（大約台幣 450 元）。為讓更多旅客使用，如入場超過 2 小時需另外收費。

德國政府基於溫泉是珍貴資源，認為有必要進行開發管制。溫泉設施所有權歸屬政府，再委任民間公司經營，收費須經市政府核准後實施。政府在溫泉保養地設立大型公共浴場，提供給各旅館的遊客至此大浴場泡湯，但不將溫泉提供至各旅館房間，以免浪費溫泉資源。

為了鼓勵全家出遊，場館三樓設置兒童區，設計有半日遊或一日遊的各類室內外兒童營隊活動，算是一種貼心的服務。

（三）飲泉廳（Trinkhalle）

飲泉廳建於西元 1839 年，採希臘柯林斯式建築設計風格（圖

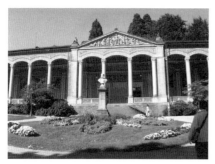

圖 2.20 巴登巴登希臘建築風格之飲泉廳。

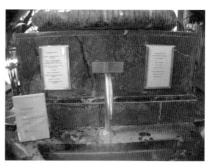

圖 2.21 飲泉廳溫泉飲用，林永棋拍攝（2004）。

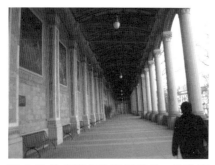

圖 2.22 飲泉廳長廊與濕壁畫，徐唯正拍攝（2008）。

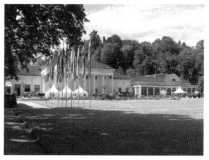

圖 2.23 巴登巴登多功能溫泉保養館 Kurhaus，林永棋拍攝（2004）。

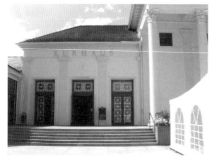

圖 2.24 賭場 CASINO 設在多功能保養館，林永棋拍攝（2004）。

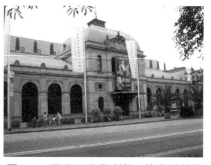

圖 2.25 巴登巴登歌劇院（俄羅斯芭蕾舞團），林永棋拍攝（2004）。

2.20），飲泉廳有可飲用的溫泉與冷泉（圖 2.21）。在此最大的享受是在飲泉廳外約 90 米的長廊，慢慢品嘗飲泉，並欣賞 14 幅有關黑森林神話傳說故事與野史軼事的濕壁畫（圖 2.22）。

（四）多目的溫泉保養館 / 賭場 (Kurhaus/Casino)

多目的溫泉保養館 (Kurhaus)（圖 2.23）建於西元 1821-23 年。19 世紀保養客進入溫泉浴設施的前後時段，都會在此用餐、喝酒與賭錢，慢慢形成熱鬧的社交場所，也舉辦音樂會與舞會（劉必權，2003）。至今巴登巴登的賭場就設在 Kurhaus 內（圖 2.24），規定進入賭場的男女客人都必須著禮服。賭場早上可事先預約購票參觀，每天下午兩點開始營業。

（五）巴登巴登歌劇院 (Opernhaus)

巴登巴登歌劇院 1998 年重新整修後開幕（圖 2.25），設有 2,500 個席位，為全歐洲第二大歌劇院。在人口只有 55,000 人的溫泉小鎮，有如此大規模的文化設施，可見觀光客造訪當地的溫泉保養地之熱烈，也可看出德國政府相當重視文化的涵養。

從巴登巴登市區的各項設施與環境條件可以看出，它在商業、觀光、醫療、保養、文化藝術、生態環境與運動等方面都是如此豐富多彩，對於一般遊客與溫泉保養客都具有吸引力。遊客停留天數平均 2.8 至 28.5 日，說明巴登巴登溫泉保養地的發展已經非常成熟。改造後的巴登巴登溫泉保養城市，兼具鬧中有靜，各種功能區的布局完善，人流動線順暢，具有宜居的休閒保養機能，很適合短、中、長期的遊客或保養客造訪（山村順次，1990；信建吾，2000）。巴登巴登不只是提供純醫學的溫泉療養，算是擺脫傳統溫泉保養地制式化的療養方式。

第參章
泛德地區（奧、匈、捷）「溫泉保養地」的承襲與殊異

在德國溫泉保養地的持續發展過程，跟著相鄰而位居其東南方的一些國家，也開始受到影響，例如奧地利、匈牙利、捷克、斯洛伐克等國家（這些國家在 19 世紀都屬奧匈帝國與德意志帝國（1871-1918 年）管轄）（圖 3.1）（圖 3.2），它們都使用德語為官方語言。之後，雖因長年戰爭的吞併，暨兩次世界大戰的版圖變化，然而它們的語言、文化畢竟都屬同源，這極有利於文化的傳播，也包括德國「溫泉保養地」的制度與其溫泉使用文化。

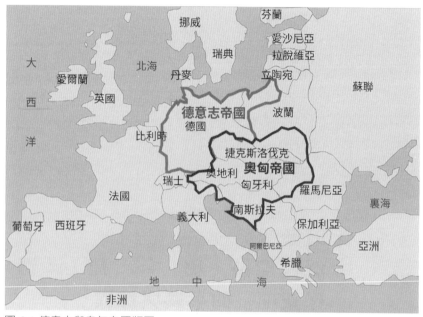

圖 3.1 德意志與奧匈帝國版圖。

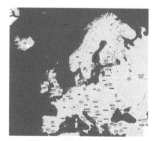

圖 3.2 當今歐洲地圖。

本章主要集中在受德國影響較大的幾個鄰近國家，包括奧地利、匈牙利與捷克等三國，下文就稱它們為「泛德地區（國家）」，說明它們各自的溫泉保養地有那些承襲，又有何種變異。

第一節　泛德地區溫泉地發展的歷史背景

　　泛德地區國家（奧、匈、捷）與德國一樣，都曾在古羅馬帝國（西元前 27 年 - 西元 1453 年）統治之下，因此，所有的公共建設與生活文化都頗為相似，或是相互共用（可參見本書第二章，德國部分）。在西元元年前後，統治帝國所到之處，必定建立軍事堡壘（Fort）與溫泉浴場（Bath），其目的除了是顯示帝國威權，更是拉攏民心，是帝國統治轄土的一種手段。其中尤以年輕的羅馬皇帝卡拉卡拉（Caracalla）在位期間（西元 211-217 年），曾在今天的德國中部及南部、奧地利、瑞士與匈牙利等泛德地區，建立了相當多的羅馬溫泉公共浴場，將羅馬人的官兵療養、泡溫泉文化、統治階層的休閒娛樂、社交聯誼等羅馬式併存的社交習慣及休閒療養方式，散播至泛德地區，使得羅馬溫泉公共浴場的使用文化，慢慢植入當地的生活習慣，逐漸發展成為當地居民生活的一部分，這些都奠定日後德國溫泉保養地及泛德地區國家的溫泉醫療文化基礎。亦即，早在一千八百年前，羅馬的溫泉文化就已經遍佈各地，且落地生根。隨著時間的推移，逐漸累積形成溫泉保養地制度推動的能量。

　　這些泛德地區國家，由於緊鄰德意志帝國（德國）的東南方，其溫泉地的醫療利用，相當程度受到德國的影響。不過由於三個國家仍有其不同的生活方式，其溫泉地的醫療與其利用方式，倒也未

必完全承襲自德國的溫泉保養地。例如奧地利就比較偏重在運動；匈牙利就特別熱衷於與飯店、度假村、旅遊等相結合的方式；至於捷克則特別著重溫泉的療養效果與藝術品的連結，並且很喜歡配合溫泉的療養，辦理一些藝文活動。

　　三個國家都因著生活方式、生活習慣或是偏好的殊異，各自再發展出類似德國溫泉保養公園(Kurpark)的休閒社交公園，類似德國多目的溫泉保養館(Kurhaus)的公共溫泉浴場及水療館，類似德國溫泉療養館(Kurmittelhaus)的溫泉水療中心（醫療功能），以及具有地方特色的文化中心，而且還提供給客人住宿的旅館。不過，這些泛德地區國家卻未積極推動「溫泉保養地」的認證制度，這些就與德國不盡相同。

第二節 奧地利加施坦（Gastein）「溫泉運動保養地」

　　奧地利算是承襲自德國「溫泉保養地」，又再發展出多樣化的變體。本研究團隊之一的林永棋先生於 2015 年 6-7 月親赴奧地利、捷克、匈牙利考察，發現奧地利雖大多承襲自德國，但多會因應不同溫泉地的特色而發展出不同的風格，也呈現出不同的形態，例如加施坦（Gastein）山谷，從傳統金礦轉型發展成「溫泉運動保養地」，另外還有其他運動型態的發展。

一、加施坦(Gastein)山谷的「溫泉運動保養地」

　　奧地利的加施坦（Gastein）山谷，位於「高陶恩山國家公園」(Hohe Tauern National Park)範圍內，居民早期靠採金活動維持當地的經濟生活。19 世紀以降，轉而改靠溫泉療養和冬天滑雪為生。

在這山谷地區運動的風氣很盛行，有高空滑降、攀岩、滑翔翼等，是歐洲著名的氡療、溫泉、水療、滑雪運動旅遊勝地。留宿在這裡的保養客，由於同時擁有相當多配套資源可用，過著頗為優越的生活。

二、巴特・加施坦（Bad Gastein）小鎮的「氡療、溫泉、滑雪保養村」

「巴特・加施坦」是一個提供溫泉健康療養歷史頗為悠久的小鎮。尤其在 19 世紀，居禮夫人在這個小鎮舊金礦坑道發現具有療效的氡療法。因此也帶動「巴特・加施坦」的氡氣治療（Radontherapie）風潮。嗣後，更發展巴特・加施坦（Bad Gastein）金礦坑氡泉治療中心，由馬庫斯・里特爾（Marcus Luttrell）博士主持，每周進行 3-4 次坑道氡療法，持續 2-4 週的治療期計畫，並已取得奧地利和德國健康保險公司的認定，對於骨骼、皮膚和呼吸道都有療效；另外，此處亦擁有 18 處溫泉源頭，該水療中心的溫泉含有鐳（Ra_{226}）、氡（Rn_{222}）與二氧化碳（CO_2）等元素，亦有助於健身與療養。再加上此處也是滑雪勝地，當地人還會舉辦一些文化藝術展，在本地一方面進行溫泉保養，一方面也結合運動與文藝的發展，使得這個算得上是奢華城鎮的上流社會，他們的養生、療養都發展得淋漓盡致。

三、巴特・霍夫加施坦鎮（Bad Hofgastein）的「溫泉、水療保養村」

「巴特・霍夫加施坦」（Bad Hofgastein）與其他城鎮最大的不同是擁有大量的豪華酒店，包括四星級、五星級的酒店，也搭配有豪華精品店等。其中著名的阿爾卑斯山溫泉水療中心（Alpentherme），係由沃爾夫岡（Foisner）博士領導著一支經驗豐富，擁有專業的醫療

團隊，提供保養客個人化治療方案，包括瑜珈、氣功、氡療、水療、電療、泥療、營養諮詢和運動醫學等。由於頗具特色，常常吸引國內外遊客來此度假。

四、加施坦山谷的「滑雪運動旅遊」

此保養地另外還以專辦滑雪運動而得名，不過活動主要都在冬天舉辦。除了提供高低不同的滑雪道，也規劃有索道吊橋，提供遊客刺激體驗。遊客如欲至滑雪道體驗滑雪，通常會因著住宿地點的不同，選擇大小不同的纜車、升降椅、山坡輸送電梯予以接駁，搭乘至滑雪道從事遊憩活動。

第三節 匈牙利布達佩斯（Budapest）「溫泉療養地」

匈牙利的首都布達佩斯市，雖然算不上擁有德國水準的「溫泉保養地」，但是其「溫泉療養地」卻是頗為經典。匈牙利早在西元一世紀還屬於羅馬帝國的潘諾尼亞行省的時候，即開始建有羅馬溫泉浴場，主要是為了提供給統治階層、軍人、商旅與公民所使用。輾轉歷經一千多年，時至 1867 年，匈牙利王國定都布達佩斯。由於長時間受到外族統治，其文化也融入多元異族的文化性格。這些文化資產與該地區的溫泉結合，再有貫穿其間的多瑙河美麗景致的烘托（圖 3.3），更使得布達佩斯成為重要的溫泉療養地的重鎮，也因而發展出與「溫泉療養」相關的三種健康旅遊產品：

一、以多瑙河為主軸的「溫泉療養旅遊」

貫穿布達佩斯雙子星城的河流，是全球極為著名的多瑙河（Danube）。河流的西岸（布達，Buda）與東岸（佩斯，Pest），

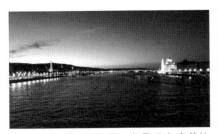

圖 3.3 布達佩斯多瑙河常是溫泉療養旅遊的景點之一，林永棋拍攝 (2015)。

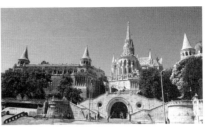

圖 3.4 布達佩斯漁人堡（Fisherman's Bastion），林永棋拍攝 (2015)。

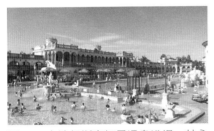

圖 3.5 布達佩斯塞切尼溫泉浴場，林永棋拍攝 (2015)。

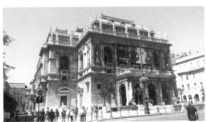

圖 3.6 位在布達佩斯的匈牙利國家歌劇院 (Magyar Állami Operaház)，林永棋拍攝 (2015)。

各有不少旅遊景點。例如西岸有漁人堡（Fisherman's Bastion）（圖 3.4）、馬加什教堂（Matyas Church）、布達城堡（Castle of Buda）等，同時還有著名的蓋勒特溫泉浴場（Gellért fürdő）及療養旅館。

　　東岸則有匈牙利國會大廈（Parliament House）；市中心的東、西火車站大型建築群；列入世界遺產的匈牙利國家歌劇院 (Magyar Állami Operaház) 的歷史建築（圖 3.6）等三個著名的旅遊區帶，以及布達佩斯最大的塞切尼溫泉浴場（Széchenyifürdő）（圖 3.5）。這些建築物多有東歐的建築風格，外觀很是迷人。

二、多瑙河中央的瑪格麗特（Margaret）島之「溫泉療養度假村」

　　瑪格麗特島（Margaret Island）位於多瑙河中央，島上既有濃密

的森林、如茵的綠草，還有古樸的建築，更因 13 世紀時匈牙利公主葬於此而得名。島上的丹比斯赫里亞健康溫泉度假村，既吸引一般遊客，也吸引溫泉水療保養客。度假村提供 1-3 週醫療 SPA 住宿套裝服務，醫療水療中心累積 30-40 年經驗，由首席醫生 Katalin Lónyai 博士，以其風濕病學與物理治療的醫學專業，提供下列醫療服務：

- 診斷、水療、機械療法和電療服務。
- 心臟病醫學中心提供的心臟檢查和服務。
- 牙科手術。
- 國際整容外科手術。
- 鐳射眼科醫療。
- 制定個人客製化的飲食計畫。

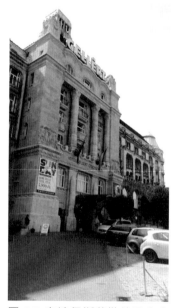

該度假村不只提供醫療健身，也會利用客人的主療程的空檔，安排一些套裝旅遊活動暨文藝參訪行程，使得本地區的休閒、旅遊、療癒結合得相當好。

三、 布達佩斯（Budapest）擁有很多的「溫泉療養飯店」

布達佩斯曾引入新舊溫泉利用的文化，使得這些新舊溫泉療養飯店呈現交錯並陳的情況，其中蓋勒特溫泉療養飯店，可以讓遊客體驗高品質的

圖 3.7 布達佩斯蓋勒特溫泉療養飯店，林永棋拍攝 (2015)。

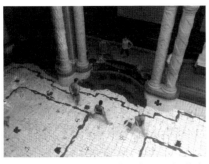

圖 3.8 蓋勒特溫泉療養飯店浴場保養客
水中運動，林永棋拍攝 (2015)。
（保養客在布達佩斯的蓋勒特溫泉療養
旅館接受水中運動指導）

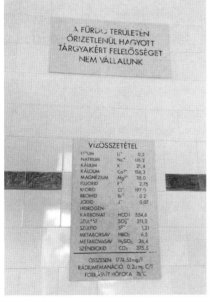

圖 3.9 布達佩斯塞切尼溫泉浴場溫泉成
分表圖，林永棋拍攝 (2015)。

服務，對外界具有相當大的吸引
力。（圖 3.7；圖 3.8）

此地溫泉利用最大的特色是
重視溫泉的科學研究。例如，布
達佩斯早在 18 世紀即開始對溫
泉進行科學研究，分析溫泉的成
分。例如圖 3.9 「塞切尼溫泉浴
場溫泉成分表」，即顯示 18 世
紀就已經有對於其中的「賽切
尼溫泉」進行成分分析；到了
1812 年，即有人描寫了當地的
溫泉水文狀況。

由於匈牙利擁有四百多處
溫泉，其中包括十幾個療養溫泉
地，具療效者約有一百三十多
個。世界著名的最大天然溫泉湖
海維茲（Heviz），有風濕病及
關節炎患者「希望之湖」稱呼的
「湖泊醫療溫泉地」，都極具代
表性。向來匈牙利的醫療對象多
以酸痛、慢性病為主，在此地的
溫泉療養搭配飯店的服務，贏得
相當好的口碑。

第四節 捷克卡羅維瓦利（Karlovy Vary）城市的「溫泉療養地」

　　捷克雖不像德國擁有正宗的「溫泉保養地」，不過它也跟匈牙利一樣，以另一種姿態出現──「溫泉療養地」。它頗常見具療效的「溫泉地」，尤以神聖羅馬帝國國王查理四世所命名，建立於1370年的「卡羅維瓦利」（市）「溫泉療養地」，最為知名。

　　西元1522年，卡羅維瓦利即已建立第一家「溫泉療養醫院」，吸引不少富商名人、上流社會人士前去療養；十九世紀時，更是大面積開發至目前的規模，成為捷克最大的溫泉療養地。許多在各領域極知名的領袖、精英都曾造訪，包括俄國沙皇彼得大帝、拿破崙、貝多芬、莫札特、蕭邦、舒曼、歌德、柴可夫斯基與托爾斯泰等人。有了諸多名人光臨的加持，使得該療養地更是聲名大躁。

　　卡羅維瓦利係以三種利用樣式來呈現，包括：1.飲泉迴廊、2.醫療、3.結合華麗精雕水晶、民俗文藝與音樂。這些既可滿足遊客健康飲用、安全醫療及視聽覺享受等多向度的享受，使得卡羅瓦利這個「溫泉療養地」兼具感官與實用的價值。以下分別介紹：

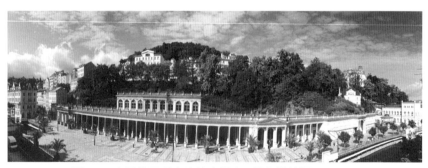

圖 3.10 卡羅維瓦利磨坊飲泉迴廊，林永棋拍攝(2015)，

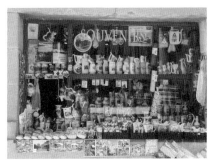
圖 3.11 捷克卡羅瓦利（市）販賣飲泉杯，林永棋拍攝(2015)。

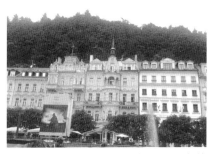
圖 3.12 卡羅維瓦利市的高級溫泉療養旅館，林永棋拍攝(2015)。

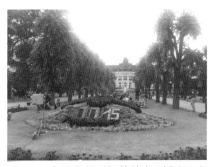
圖 3.13 卡羅維瓦利伊莉莎白（城市）水療中心，林永棋拍攝(2015)。

一、嵌入歷史建物的飲泉迴廊

此地係以不同的建築風格（迴廊），安置著提供飲用之泉水，例如沿著城市的河流特普拉河 (Tepla River) 左岸，即有公園鐵柱飲泉迴廊、磨坊飲泉迴廊（圖 3.10）、市場飲泉迴廊、城堡飲泉迴廊與高溫噴泉廳等五處，以及捷克卡羅瓦利販賣飲泉杯（圖 3.11）。在此地飲水者眾，不過在這裡的療養客並不是每個人都可任意飲用每種泉水，而是必須經過水療區醫生診療指導後，方可飲用。通常飲用者會被限定飲用量、次數與方式。只有在配合水療醫生的處方下飲用，才可能達到健康療養的效果。

二、溫泉的專業醫療使用

另一種呈現方式，即是提供溫泉供醫療的專業使用。卡羅維瓦利市是捷克最大溫泉水療保養地，主要是針對消化系統、肌肉骨骼系統和代謝性疾

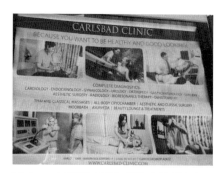

圖 3.14 卡羅維瓦利物理治療診所療程，
林永棋拍攝(2015)。

病的治療。客人可在溫泉療養旅館（圖3.12）、大型水療中心（圖3.13）、小型水療設施、溫泉療養院等進行治療。

這裏提供種類繁多的傳統水療健康護理、客製化健康護理套裝假期，或是依據健康檢查狀況的個人護理計畫等。保養客可依據個人的治療度假天數及預算、身體治療目的、是否採用保險公司的全額付費、部分付費、追加治療付費，或政府補助核發費用申請等種種因素考量，需於出發至卡羅維瓦利的 6 個月前，選擇適合的水療護理計畫申請審核。一般水療處方療程時間至少需三週，且須經由水療醫師診斷諮詢後，提出水療處方計畫，包括溫泉浴、飲泉、按摩、敷體、電療、水療、水中運動等物理治療項目。指定的治療場所與設施為：醫院附屬水療設施、溫泉飯店附屬水療設施、水療中心附屬水療護理設施、專業項目水療設施、物理治療診所，與水療 SPA 會所等（ 圖3.14）。

由醫師診斷安排的保養客水療度假計畫，可經由醫院水療護理門診，提供住宿溫泉療養旅館，或水療中心附屬水療醫師護理，尤其是每年 5-9 月水療保養旺季時，水療設備排程需要 1-3 個月前排定。所提供的水療（溫泉）適應症範圍如下：

- 胃腸道疾病。

- 代謝紊亂。

- 糖尿病。

- 痛風。

- 肥胖。

- 牙周發炎。

- 運動系統疾病。

- 肝臟、胰腺、膽囊和膽管疾病。

- 腫瘤康復期。

- 神經系統疾病。

三、溫泉結合地區文化與藝術活動

卡羅維瓦利市剛好是極為知名的水晶玻璃奢華品牌摩瑟（MOSER）的所在地。由於專精水晶精雕、金銀珠寶飾品或擺飾，向來極顯富貴、華麗，很受皇室、富紳、貴婦的喜愛。不少遊客既鍾情於華麗的水晶玻璃博物館，同時也至此沐浴溫泉、療養身體，他們常將該套裝行程視作一趟視覺饗宴之旅。

不僅如此，該卡羅維瓦利市「溫泉療養地」也常搭配舉辦一些美食節、狂歡節、國際電影節、民俗節、秋天古典音樂節、爵士節

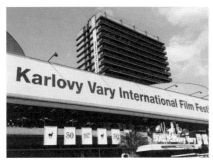

圖 3.15 卡羅維瓦利第 50 屆國際電影節，林永棋拍攝 (2015)。

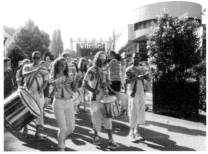

圖 3.16 卡羅維瓦利國際電影節嘉年華會，林永棋拍攝 (2015)。

等民俗文藝活動，甚至配合電影節，舉辦許多大明星配合的宣傳電影活動（圖 3.15）。這些活動都使得溫泉療養地更具附加價值，也使得訪客因多重享受而提升滿意度（圖 3.16）。

第五節 泛德地區國家的發展經驗

從以上歐洲一些泛德地區國家（奧、捷、匈），一方面受到德國溫泉保養地發展經驗的影響，另一方面也各自因共同受到羅馬帝國統治、納入更多元文化等，再加上當地的特殊性，各自發展出他們具在地化特色的溫泉地健康旅遊模式。

這些泛德地區的「溫泉療養地」不再拘泥於德國那種特別著重保健、療養的功能，也不一定只著重在設置較多功能的溫泉保養館、療養館、保養公園等實體建設。他們其實是加入更多高水準的溫泉水療服務的軟體部分，也包括加強納入旅遊活動。

像奧地利就善用山谷地形（加施坦山谷）、溫泉中含有健康的化學元素及知名科學家居里夫人等的加持，再搭配豪華酒店留宿觀光客，使得其斜坡地形發展出滑雪運動、各據點之間以索道纜車及升降椅互相接駁。這些作為都使得奧地利的溫泉療養更為豐富且多彩，其滑雪運動有利於發展「活動旅遊」（Event Tourism），當有更多客人投宿高級酒店，這些活動都會有利於當地整體旅遊業的發展。

匈牙利就以布達佩斯整座城市的視野，以穿越首都中心美麗的多瑙河為發展主軸，以其溫泉資源、溫泉水療技術為主體。形之於外的，就有專業療養的度假村、療養飯店，以及套裝的健康旅遊。也看得出匈牙利也一樣不再拘泥於保健、療養的功能，同樣是結合

了更多溫泉醫療，以其為吸引力，發展健康旅遊。

　　而捷克雖然擁有較接近德國「溫泉保養地」的「溫泉療養地」，但其醫學治療的功能又更見強化。而在制度上並不特別重視溫泉療養地的認證制度，卻極力發展溫泉療養院、小型溫泉水療設施、復健按摩與物理治療的診所。也就是說，捷克更重視實質，他們很務實。另外，捷克對於溫泉的利用更具創意，他們還把飲用泉嵌入歷史建物而形成迴廊。此外，在旅遊行程也安排參觀水晶博物館、參與藝文活動等，這使得溫泉地的保養還能展現出吸引遊客的藝文氣息。

第肆章
日本「溫泉保養地」的學習與發展

日本「溫泉保養地」的發展方式與制度化，最主要是源於第二次世界大戰以前，因為官兵療養的需求，因而大量學習自德國，再融入其原本即相當厚實的溫泉利用文化，以及 20 世紀以來所發展的「湯治文化」，由日本政府在 1954 年推動而形成「國民保養溫泉地」。（請注意！這個名稱與德國不完全一樣，德國稱之為「溫泉保養地」，而日本稱為「國民保養溫泉地」）；日本於 1981 年再從「國民保養溫泉地」增加溫泉健康效能與健康增進利用的認定條件，再發展出分支「國民保健溫泉地」。惟從 1995 年，日本不特別去認證「國民保健溫泉地」，從此「保養溫泉地」包含了「保健溫泉地」，也就是說，從此日本回到原來，只認證「保養溫泉地」。雖說，日本的溫泉保養地制度大量學習自德國，但其實它又自行發展出一些「變體」，還是有不一樣的地方。以下本文在很多地方仍以學術慣用語，稱之為日本的「溫泉保養地」，除非是用在日本的法律名稱或政府用語時，才會保留「國民保養溫泉地」或「（國民）保健溫泉地」的專用術語。

第一節 日本溫泉保養地開展的背景與過程

一、 日本溫泉利用的歷史背景

日本是全世界極知名的溫泉利用大國，迄今仍吸引著相當可觀的國內外客人前去從事溫泉地的健康旅遊。日本溫泉之所以會如此擁負盛名、除了日本得天獨厚，整個日本列島從北海道到九州多處佈滿了豐富的溫泉，提供了相當多的沐浴溫泉的機會以外，再加上日本歷經各個朝代，從皇室、貴族、僧侶到國民（百姓）等，大多廣為使用溫泉。20 世紀二次世界大戰之後，日本國際觀光蓬勃發

展，其溫泉更是蜚聲國際。當然，日本政府的積極介入與建立制度，以及民間組織（例如日本溫泉協會、日本健康開發財團等）的配合推動，再加上許多知名大學相繼成立了「溫泉治療研究所」（九州大學）、溫泉醫學研究所（岡山大學、群馬大學……）等學術研究單位，這些因素都頗有關係。尤其是透過科學研究的成果，更有利於日本近幾十年來溫泉利用的優質發展。

追溯自日本政府在進行明治維新（1868-1911）時，即已延聘德國的溫泉學者巴爾茲（Balz）、斯卡里巴（スクリバー）等駐日調查及研究；1948 年，日本制定了溫泉法；1954 年，即直接學習德國的「溫泉保養地」制度，設置了「國民保養溫泉地」。這一系列的努力，陸續展開了屬於日本的「溫泉保養地」的建制過程（惟日本

表 4.1　日本溫泉利用的歷史沿革概略

年號（時代）	時期	歷史背景	溫泉利用方式與影響
繩文	距今五千至七千年	日本新石器時代，使用陶土片。	已有露天入浴的行為。
彌生	西元前 250 年至西元 250 年	使用青銅器與鐵器。	1946 年在萬座溫泉的遺址進行發掘與調查，發現此時期的人們已懂得利用溫泉。
飛鳥、奈良	西元六世紀末至八世紀末	佛教傳入日本，僧侶們的沐浴文化對溫泉開發有很大促進作用。	人們發現溫泉治療的作用；在《萬葉集》曾紀錄溫泉為貴族和僧侶們休閒、治療與各種宗教活動用途。
平安	西元 794-1185 年	東渡的空海法師在伊豆建造「修善寺」。	確定當時溫泉地與宗教之利用的關連狀況。
鎌倉、南北朝	西元 1185-1392 年	中國宋朝佛教禪宗傳入，深深影響日本建築、庭園。	部分溫泉地有集團經營模式出現，溫泉建築與設施非常明顯受到中國影響。
室町	西元 1336-1573 年	在公卿、武將之間很流行招待風呂，溫泉浴槽周圍建造山水、瀑布等，作為酒宴場所。	湯治的概念逐漸形成，溫泉利用加入休憩與社交元素。

戰國	西元 1467-1590 年	1467 年發生「應仁之亂」，日本進入戰國時代。	由於長年戰爭，大部分溫泉地都被廣泛利用，作為溫泉治療。
安土、桃山	西元 1568-1603 年	從織田信長消滅室町幕府，到豐臣秀吉統一全國。統治中心分別在安土與桃山。	在該連年戰爭的年代，多以溫泉利用供做戰場療癒。
江戶	西元 1603-1867 年	德川幕府民間物產富饒，庶民經濟活躍，使各地溫泉街變得繁榮。	開始有溫泉科學研究，溫泉醫學也開始逐漸成型。
明治	西元 1868-1912 年	1868 年明治天皇登基，日本邁向現代化之路。	明治後期為鐵道建設巔峰期，產生專門載送溫泉客的「溫泉輕便鐵道」產生；明治政府招聘更多外國人投入溫泉研究；進行作系統化與科學化的發展與研究。
大正昭和	西元 1912-1988 年	二次世界大戰期間，日本忙於戰爭，溫泉的發展停頓，甚至配合戰爭，許多輕便鐵道被拆除充作戰略物資。	1929 年日本溫泉協會成立，設立了學術部；1931 年在九州大學設立了日本第一所溫泉治療研究所，其後又在六所大學分別設立溫泉醫學研究所，進行溫泉醫學研究；西元 1935 年日本溫泉氣候學會設立；西元 1948 年制定溫泉法，西元 1954 年開始實施「國民保養溫泉地」認定制度。

資料來源：本研究整理自植田理彥 (1994)、吳美華 (2003)、井上昌知 (2004)，徐唯正 (2005) 製。

將其稱之為「國民保養溫泉地」）（表 4.1）。

　　從表 4.1 可看出，日本人懂得利用溫泉的行為大約始於西元前 250 年；西元 6 至 14 世紀，已因著佛教傳入日本，僧侶善用溫泉，以及皇太子、皇族也愛用溫泉，這個時期溫泉與佛教緊密結合；15 世紀左右，進一步開始有「湯治」的概念（是指：在溫泉地長期留宿，對特定疾病進行溫泉療養的行為）；15-16 世紀，日本連

年內亂，很需要利用溫泉來療養，溫泉已普遍用於戰場療養之用；17-19 世紀，日本民間已普遍利用溫泉，出現了許多溫泉街。同在這個時期，溫泉科學研究也相應而生，溫泉療養因擴及民間，溫泉利用已經極為普遍，此時溫泉療養已進入相當興盛的時期；明治維新年代（1868-1912 年），為方便溫泉的利用，擴建「溫泉輕便鐵道」，政府部門更是對溫泉進行系統化與科學化的研究，為日後的「溫泉保養地」奠下基礎；一、二次世界大戰以後，許多的民間組織、學術機關、政府部門的相繼投入，不但使得溫泉利用更為法治化，也促成了政府對「溫泉保養地」的正式指定與積極發展。此時與德國溫泉保養地的利用概念就頗為類似。在兩次世界大戰之前，日本雖已有溫泉的醫療使用，但客觀條件仍不夠完備，當時日本還不能算是已有溫泉保養地。

二、 日本「溫泉保養地」的建制過程概說

　　日本雖在 20 世紀中期的 1954 年（兩次世界大戰之後），才正式模仿、學習德國，立法設置「國民保養溫泉地」，但溯自較為直接影響的原因，包括 1876 年明治維新時聘請了德國的學者駐日，在其協助溫泉地的調查及交流溫泉地利用的概念之後，播下了「溫泉保養地」的種籽；而 1948 年制定的「溫泉法」，也是為了溫泉保養地的設置，提供了法源的基礎；之後在 1974 年，由財團法人日本健康開發財團導入了「溫泉保養館」，使得溫泉保養地再發展出衍生性的產品（設施），也使得制度更為完備，使溫泉保養地設施擴大了更多元的類型；1986 年成立的「溫泉健康 Forum 執行委員會」，除了進行交流，吸納更多相關的知識之外，也是在行銷每一個溫泉保養地；1987 年日本政府制定了「綜合保養地域整備法」。這些相續的努力，才可能呈現出日本日後「國民保養溫泉地」的整體樣貌（參考表 4.2）。

表 4.2 日本「溫泉保養地」的建制過程概要

朝代（時間）	大事紀	影響
明治維新 （1867 年以後）	德國溫泉學者巴爾茲（Balz）駐日協助溫泉調查，曾著有《日本礦泉論》乙書，強調溫泉的利用必須結合浴療、飲療、氣候等，即已植下「溫泉保養地」的觀念。	首先播下種籽，傳遞觀念。
1929 年	日本溫泉協會成立。	出現民間組織。
1931 年	在九州大學成立第一所溫泉治療研究所。	開始進行溫泉科學研究。
1935 年	日本溫泉氣候學會成立。	溫泉研究更為廣博及深入。
1948 年	7 月制定溫泉法。	建立法源基礎。
1954 年	由厚生省、環境廳先後主管，實施「國民保養溫泉地」的認定制度。	公部門正式實施及推動。
1974 年	由「財團法人健康開發財團」將溫泉保養館（Kurhaus）導入溫泉保養地。	財團法人團體的參與。
1986 年	成立「溫泉健康 Forum 執行委員會」每年選擇一處溫泉保養地來推廣，並在該地舉行學術研討會。	加強推廣，產官學界有更多的參與。
1987 年	政府制定「綜合保養地域整備法」，希望能藉以提升「溫泉保養地」的各種功能，增加其類型，例如氣候保養地、海濱保養地等。	增加各類型的「溫泉保養地」，趨向多樣。
2018 年 6 月	日本共已指定了 96 處的「國民保養溫泉地」。	已累積相當的成效。

資料來源：本研究整理。

第二節 「國民保健溫泉地」及「溫泉保養館」的類型

　　日本隨著「國民保養溫泉地」模式的推廣，慢慢發展與益趨成熟，逐漸發展出許多種不同的溫泉地類型，至少有觀光型、健康增進型、國民保養型、療養型等四大類。不過這四大類都有一個共通的基本條件，即它們必須通通都屬於「觀光型」的溫泉地，再進一

步作為發展「國民保養溫泉地」的養成。因此日本從 1981 年所發展出來的「國民保健溫泉地」分成三大類（1. 健康增進型、2. 國民保養型、3. 療養型）的「國民保健溫泉地」（圖 4.1）

據查，日本的「溫泉地」目前共有三千一百多處。因著其地理條件、溫泉泉質、溫泉設施、產業發展等各種條件的不同，可劃分成許多不同的類型。這些「溫泉地」如果能再加上自然環境保育、溫泉專業利用、溫泉療養設施、溫泉資源管理、溫泉永續經營等需求程度的不同，可再發展出不同類型的「國民保健溫泉地」。

而不同類型的「國民保健溫泉地」，如再依主客觀條件與差異，而很可能搭配不同類型的主要設施—「溫泉保養館」（Kurhaus）使得日本的溫泉保養地的變體發展，顯得相當豐富、更是多彩多姿。

一、 日本國民保健溫泉地的類型與指定

日本的「國民保健溫泉地」至少可分成三大類：（日本 KURHAUS 協會，2003）

  1. 健康增進型。

  2. 國民保養型。

  3. 療養型。

這三大類型都是建立在「觀光型溫泉地」的基礎上（圖 4.1），再依據天然環境條件、民俗文化條件、地域產業條件、溫泉專業利用、溫泉療養設施、溫泉健康促進指導課程（Program）等條件，可提出「健康增進型」、「國民保養型」或「療養型」的提升等相關開發建設計劃。根據資金、溫泉健康利用、療養及健康增進與地域豐富資源等資源優勢，擬定 5-10 年中、長期地方經濟振興的「健康溫泉地發展計畫」。有時也可與鄰近溫泉地就優勢條件互補，合

併申請為「國民保健溫泉地」。例如位於北九州大分縣湯布院溫泉鄉，就是由布院溫泉、湯平溫泉、塚原溫泉等3座溫泉地所構成（它們算是童話夢幻、高女性人氣魅力），它們共同申請，被指定為「國民保健溫泉地」。

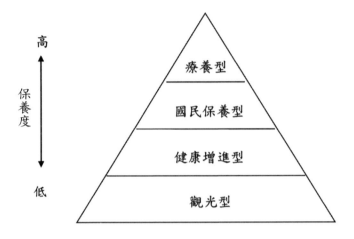

圖 4.1 日本「國民保健溫泉地」模組層級圖（整理自日本 KURHAUS 協會，2003）。

二、 日本溫泉保養館（Kurhaus）的類型與設施要件

　　日本的溫泉保養館（Kurhaus），在名稱上看似沿襲自德國，其實日本本土土地狹小，它是將德國的「多目的溫泉保養館」、「水療館」、「溫泉療養館」三者融於一體（詳見本章第三節）。這種產品是在 1974 年由「日本健康開發財團」所引進。下文在提到該名詞時也多簡稱為日本的「溫泉保養館」，用語一樣，但內容不太一樣。其比較如次：

　　　　‧ 德國的 Kurhaus：多目的溫泉保養館。

‧ 日本的 Kurhaus：德國的「多目的溫泉保養館」加
「水療館」加上「溫泉療養館」。

　　日本的溫泉保養館（Kurhaus）起初也不完全是依附在溫泉保
養地而設置。而是為了要實踐日本從 1980 年起的十年健康政策所
延伸出的設施，並於 2000 年公佈的「健康日本 21」政策，在「國
民健康設施」計劃之下，分成：1. 溫泉利用型設施，2. 運動利用型
（沒有溫泉者）設施，兩大類設施，並積極籌設推動。其中，前者
「溫泉利用型設施」（圖 4.2）多是配合著日本溫泉保養地的養成，
或者配合保健溫泉地而興建。

　　大致上來說，日本的溫泉保養館設施依其目的、利用者、設
施要件、立地要件的不同，可分為四大類型：（參考矢崎英夫，
2002）（表 4.3）

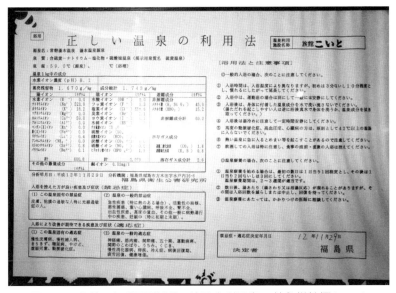

圖 4.2 日本「溫泉利用型設施」的溫泉利用書，林永棋拍攝(2009)

表 4.3 溫泉保養館的類型和設施條件概略

溫泉保養館類型	主要目的	利用者	設施要件	立地條件 都市圈	立地條件 渡假區
D型 運動型	★專業訓練、專門體力強化 ★運動社團訓練、運動（競技）	職業運動選手、大學及高中選手、運動競技者	★操場、體育館、游泳池、競技用設施 ★溫泉療養醫（協助） ★健康運動指導士、健康照顧訓練士（專任） ★專門訓練士（專任/契約） ★整體師、專門按摩師	設置高爾夫及網球教室等	距大都市3小時處
C型 休憩型 ／ B型 保養湯治型	★運動（休憩） ★體力增強 ★體力維持 ★老化預防 ★美容、美體消除肥胖 ★藝術創作 ★腦力老化預防 ★溝通交流 ★過勞消除與壓力放鬆 ★病後恢復期保養 ★體質改善 ★社會回復保養的生活改善 ★社會復歸準備	健康者、健保對象的高齡者	★渡假區：SPA行程、森林浴行程、遊步道、運動設施 ★都市圈：全身美容、遊步道、運動 設施 ★溫泉療養醫師（協助） ★健康運動指導士、健康照顧訓練者（專任） ★營養師、護士、心理諮詢者（契約）	和運動公園鄰接的家庭餐廳與商業設施的併設相鄰等	C型：自然環境、人文資源、著名觀光地和大規模渡假區開發地等　B型：自然環境、國民保養溫泉地等
A型 保養與療養並設型	★健康檢查 ★健康診斷（短期入院設施） ★社會回歸能力復健及提升 ★復健物理療法 ★後遺症消解 ★一般物理療法 ★疾病治療	健康者、病後及手術後恢復者、機能障害者	★健康中心、住宿、醫療、各種保養環境&設施 ★溫泉醫療醫生、健康運動指導士、健康照顧訓練者、物理治療師、營養師	以設立的醫院所在地等	溫泉醫院的所在地等

註：A型：保養與療養並設型　　B型：保養湯治型　　C型：休憩型　　D型：運動型
資料來源：矢崎英夫（2002）《クアハウス計画，建築設計資料 31 溫泉、クアハウス》，P29-32，日本；建築資料研究社。徐唯正改製。

A 型：保養與療養並設型（即保養（即保健）與療養並設）：
此型屬於專業的溫泉醫療形態，甚至需具備健診與復健的能力，以
及溫泉醫院的支援作業。

　　B 型：保養湯治型：此型係針對病後恢復期保養、壓力舒解、
生活與體質改善等身心狀況充電恢復，其立地條件則較注重自然環
境。

　　C 型：休憩型：此型偏向 SPA 美容、體力增強、休閒遊憩與
文化觀光活動，以及自然環境體驗的活動，例如森林浴與遊憩步道
之活動等。

　　D 型：運動型：此型係針對運動選手的專業運動訓練及傷害防
護、專門的體力強化等。

第三節 日本向德國學習了什麼？有哪些「變體」？

　　為了瞭解哪些是德國的原創，哪些是日本模仿與學習而來的，
日本又做了哪些改變，以下分別說明之。

一、日本向德國學習了什麼？

　　日本從明治維新以來，在溫泉的利用，尤其是「溫泉保養地」
方面，亟思向德國學習，但他們學習了什麼？

　　由於德國溫泉保養地制度實施對於日本而言，在當時就早了日
本一百餘年，對於溫泉保養地的認證制度、經營管理、商業模式與
溫泉地的規劃與發展，都相當成熟，而且溫泉保養地醫療及健康管
理，與其他休憩資源的連結都相當完備，因此日本於西元 1974 年，

由「日本健康開發財團」開始從德國導入溫泉保養館（Kurhaus）的概念（植田理彥，1994）。日本參考德國溫泉保養地的發展狀況，發現德國不僅僅有溫泉保養地（Badekurort），更有其它型態的保養地（Kurort），尚且包括：氣候保養地、海濱保養地與克奈普保養地等共四大類型。日本當時只有國民保養溫泉地的認證制度，並未有其他類型保養地的認證。再者，德國認為保養地內不論是硬體設施、軟體制度與課程（Program），都必須訂定規範與制度，以作為日後發展保養地的系統之依據，因此日本於西元1987年6月制定「綜合保養地域整備法」，其目的是希望在良好自然環境的保養地區內獎勵民間參與，並推行文化設施、文化活動、休養設施、娛樂設施、運動設施、休憩設施與集會設施等，以提升具多功能的複合型保養地，希望同時將氣候保養地或海濱保養地等，可以將相匹配的功能

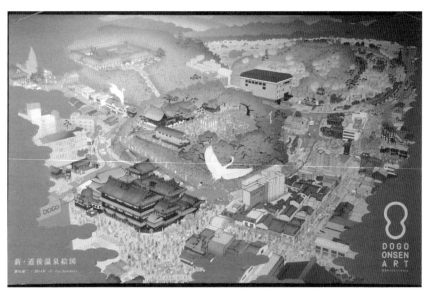

圖 4.3 日本四國愛媛縣重建後的「道後溫泉」本館的手繪圖，從圖也可看出「道後溫泉地」原來的樣貌。林永棋拍攝（2015）

多納入（植田理彥，1989；井上昌知，2004）。以上的「整備法」同時還對於設置污水處理與相關環保設備，亦有所規定。

西元 1986 年，日本由溫泉醫療、溫泉氣候物理醫學專家，與溫泉相關學會等，成立「溫泉健康 FORUM 執行委員會」，每年選擇一處主要溫泉地，除了作為溫泉保養地的推廣宣傳之外，並在該地舉辦溫泉保養地的研究論文發表與學術研討會。例如第一回的主題「溫泉現代社會」，在四國道後溫泉舉行（圖 4.3 寓意日本三大古溫泉地之一的道後溫泉重新脫胎換骨）；「溫泉環境」在北海道舉行；「溫泉設施」在和歌山，「溫泉醫療」在群馬舉行等。該委員會常至各地舉辦研討會，其目的是將德國溫泉保養地（Badekurort）的概念推廣至各地。該委員會對於日本溫泉保養地的發展方向，提出多方研究與探討，成為日本政府制定「國民保養溫泉地」相關法令與政策的智庫來源（植田理彥，1990）。該委員會智庫常對於歐洲先進溫泉國家進行相關的研究，同時也與政府單位常做聯繫交流，也持續引進國外溫泉保養醫療技術與保養地開發的經營概念，對日本溫泉保養地的發展有相當大的貢獻。

二、日本有哪些是「變體」（在地化）的發展？

日本雖然對德國的溫泉保養地相當憧憬，但畢竟各種客觀環境不盡相同，因此日本有必要「在地化發展」，亦即，不管在核心設施、相關制度等，都有必要予以「變體」，與日本的在地結合。

有鑑於德國溫泉保養地核心設施主要是由下列三項所構成：

　　1. 聯誼、社交、訊息提供，及健康諮詢等多目的溫泉（社交）保養館（Kurhaus）；

　　2. 溫泉醫療、水療與物理療法等功能的溫泉療養館

（Kurmittehaus）；

3. 空氣浴、日光浴、水浴、散步、園藝觀賞等功能的溫泉保養公園（Kurpark）

日本政府官員及專家至德國考察溫泉保養地的發展，並與當地政府及產業交流後，基於國情環境、歷史文化、溫泉利用、溫泉產業等考量，認為這些經營模式、溫泉科學及醫學技術程度、溫泉相關法令完整性與溫泉健康專業人力庫養成等背景條件等，多與德國截然不同，須採階段性逐步發展方式，因此先導入具有德、日共同可行的部分。因此，日本從西元 1980 年起，開始實施「積極 80 健康計劃」，每十年再調整下一個階段的對策計畫。惟依據東歐療養溫泉地發展經驗，不可能將德國溫泉保養地完全複製，因此，日本就發展出類似德國溫泉保養地，但又不太一樣的「國民保養溫泉地」及「國民保健溫泉地」，並以多目的溫泉保養館（Kurhaus）為溫泉地健康保養的核心設施。

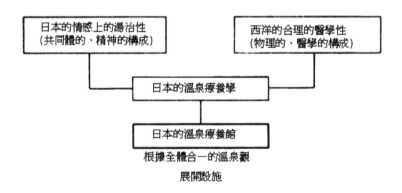

圖 4.4 日本溫泉保養館（Kurhaus）的概念架構，資料來源：矢崎英夫（2002）《クアハウス計画，建築設計資料 31 溫泉、クアハウス》，P29-32 日本；建築資料研究社。徐唯正改製。

厚生勞動省配合國民健康增進的推行目標，將溫泉保養館（Kurhaus）列為溫泉利用型健康增進設施，希望健康增進設施服務目的能更明確，服務對象更普及。依據溫泉地設施類型分為 A 型：醫療健診型、B 型：保養湯治型、C 型：休憩型、D 型：運動型等四大類型，這也算是日本對於源於德國的溫泉保養館（Kurhaus）所做的變體發展。

日本將其自身歷史文化與「湯治」精神的情感，並再學習自德國、泛德地區的國家所重視的科學技術與醫學療養的實務精神，發展成為日本「溫泉保養地學」的概念，也作為日本溫泉保養館（Kurhaus）設施的概念架構（圖 4.4）（矢崎英夫，2002）。

以上已提及，日本的溫泉保養館（Kurhaus）與德國的溫泉保養館（Kurhaus）用詞相同，但其最大的差別在於：日本將德國溫泉保養館(Kurhaus)、水療館(Therme)或溫泉療養館(Kurmittlehaus)三者融合在一起。日本之所以將三者合而為一，而且溫泉地也沒有像德國配置佔地廣闊的溫泉保養公園(Kurpark)，反而是加入專門執行溫泉療養等相關輔助性療法的溫泉療養館(Kurmittlehaus)，最主要的原因是基於下列三項因素的考量：

1. 日本地狹人綢，傳統的溫泉地受限於舊市街的街道與土地的限制，以及都市計劃的規範，因此其溫泉保養館（Kurhaus）必須將以下三種健康保養功能予以合併（橋本文隆，2002）。

    (1) 多目的、多功能的「溫泉保養館」的社交聯誼及健康中心功能。

    (2) 「水療館」的水中運動、水療與運動設施使用指導等健康促進功能。

(3) 屬於溫泉醫院附屬設施時，提供溫泉醫療、溫泉水療或物理治療等功能的「溫泉療養館」。

2. 以營運的觀點來看，三者合一有利於場館設施的經營管理與資源共用，並可提供溫泉保養客的健康利用及服務空間，對經營業者與保養客都具有正面的效益。

3. 日本傳統溫泉地之所以成為悠久的「湯治」文化與生活習慣，是因為日本傳統溫泉地，係以溫泉公共浴場為中心，附近匯集了許多能提供湯治客人生活所需的商品與服務，逐漸聚集人潮與商家而形成溫泉街。熱鬧的溫泉街再擴大範圍容納更多湯治客人，再形成溫泉地（地區）。在日本古代公共浴場原本就併存的泡湯洗浴（錢湯）、湯治和社交，這些功能幾乎都還是在一起進行著（石川洋美，2001）。

　　日本厚生勞動省還將溫泉保養館(Kurhaus)列為可以提升國民健康的設施，由健康管理、健康促進與交誼休憩等功能所共同組成（圖 4-5）。厚生勞動省並委託日本「健康開發財團」針對溫泉利用指導者，進行講習會與認証考試（植田理彥，1989），提供溫泉保養館(Kurhaus)的健康管理服務與溫泉健康促進的指導人力庫。總之，日本的溫泉保養館(Kurhaus)設施功能，最主要可區分為三大功能分區：

1. 健康管理區：可依據溫泉保養客的溫泉療養指示書、醫院健康檢查及健康管理報告或身體不適狀況口述，負責提供相關的健康諮詢、生活能力適能測定、溫泉療養指示書計畫執行說明、健康指導活動說明、與健康教育課程等健康管理相關的服務。因此設有健康諮詢室、生活適能測定室與健康教室。

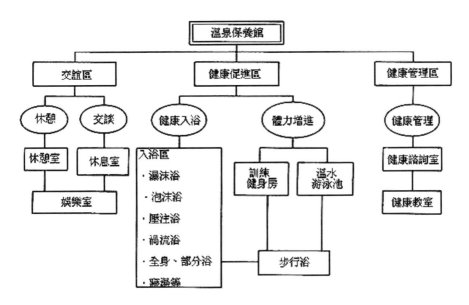

圖 4.5 日本溫泉保養館的功能分區與設施提供，資料來源：矢崎英夫（2002）《クアハウス計画，建築設計資料 31 溫泉、クアハウス》，P29-32 日本；建築資料研究社。徐唯正改製。

2. 健康促進區：係針對保養客的體能促進與溫泉利用，進行入浴及健康的水療設施，因此設有 (1) 增進體力的溫水游泳池、健身房以及步行浴等運動設施；(2) 具有溫泉利用指導員配置，提供健康入浴的動態性瀑布浴、氣泡浴、渦流浴、壓注浴、全身浸泡、手浴、足浴或坐浴等部分浴設施與靜態性寢湯等溫泉水療設施的使用指導，或是依據溫泉療法醫師開立的溫泉療養指示書，進行個人或團體溫泉入浴指導課程活動。

3. 交誼區：係針對保養客的社交與休憩之需求，因而設有休息室與遊憩室，兩者合而為一的娛樂室（圖 4.5）（矢崎英夫，2002；井上昌知，2004）。

另外，溫泉的飲用，在德國與歐洲的溫泉地比較普遍使用。日本雖於明治維新時代，聘請多位外籍溫泉醫學顧問與溫泉教授，至日本傳授溫泉利用經驗與技術，其中來自德國的溫泉專家一直在倡導日本人飲泉的健康利用方式；明治時代初期，日本溫泉協會與溫泉醫學學者皆有進行如何飲用溫泉的指導，但是由於日本人的生活習慣與日本溫泉泉質其總溶解固體物（TDS，Total Dissolved Solids）普遍偏高，比較適合浴用，不太適合日本的飲用習慣，因此日本的溫泉飲用較不普遍（阿岸祐幸，2003；井上昌知，2004）。在日本，溫泉是否適合飲用，是否具有明確的健康效果，這些都必需經由溫泉醫師的指導方可。

表 4.4　日本建制溫泉保養地的行動概略

時間（年）	配合「溫泉保養地」設置的行動
1954	公告實施「國民保養溫泉地」的規定制度
1974	導入「多目的（多功能）溫泉保養館」
1978	厚生省推出兩項國民健康對策
1981	再從「國民保養溫泉地」當中，遴推「國民保健溫泉地」
1982	導入森林浴步行運動療法
1985	在福島縣湯本溫泉地設置「馬的溫泉保養地」
1986	成立了專門推動溫泉保養地的組織「溫泉健康 Forum 執行委員會」
1987	制定「綜合保養地域整備法」
1990	民眾如果是使用「溫泉利用型設施」可以抵稅
1995	取消「國民保健溫泉地」的認證
2000	推動「健康 21」運動，以促使國民生活機能的提高。

資料來源：黃躍雯 (2021) 整理。

三、　日本為配合推動溫泉保養地所採取的行動暨認證制度

（一）「國民保養溫泉地」、「國民保健溫泉地」兩者的認證

日本政府從 1954 年公告實施「國民保養溫泉地」制度後，亦

循序漸進逐步引入保養地相關制度，與連結衛生福利政策，並採取一些行動。例如在西元 1974 年導入溫泉保養館（Kurhaus）；西元 1978 年厚生省推出兩次國民健康對策之後，在西元 1980 年代開始實施「積極 80 健康計劃」；為了更積極有效活用溫泉的健康效能，於西元 1981 年又從「國民保養溫泉地」中，推出（升級版的）「國民保健溫泉地」。在這過程也採取了一些具體的行動（請參閱表 4.4）。

（二） 配合溫泉保養地的相關認證制度

為了配合溫泉保養地的認證制度，日本另外還有其他相關的認證制度暨行動，以使得整個制度更為完備：

1. 「國民保養溫泉地」與「國民保健溫泉地」認證資格的申請，委由環境省統籌負責。

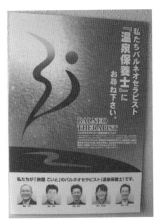

圖 4.6 日本湯本溫泉設施常駐的溫泉保養士， 林永棋拍攝(2009)。

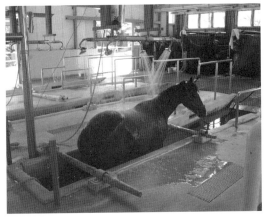

圖 4.7 日本福島縣常磐湯本溫泉地賽馬水療設施，林永棋拍攝(2009)。
（福島縣常磐湯本溫泉白馬町，設有專門為賽馬的溫泉療養設施，進行保健與復健使用）

表 4.5 日本福島縣湯本溫泉指導員的認證

類型	一般型		專家型		
	溫泉保養士	溫泉入浴指導員	溫泉使用指導員	溫泉療法醫師	溫泉療養發展師
緣起	1. 設置「保養士」，藉以凸顯當地溫泉的特色。 2.「保養士」比較可能普遍的設置。	1. 是「健康日本21」政策的要求。 2. 如此才會有公信力，而且才能普及。	1. 是「健康日本21」政策的要求。 2. 如此才能有資格的認定，也才能有醫學的根據。	參考德國的溫泉醫師制度；必須有經認定、合格的溫泉專業醫師。	1. 希望藉其指導，促成溫泉地的活化。 2. 希望具有活絡經濟產業的專業人士來擔任。
設置的目的	1. 為了凸顯當地溫泉的特色。 2. 希望能廣為設置，但取得資格又不至於太困難。	1. 為顧慮溫泉設施使用的安全，有必要對客人進行健康檢查，並提供適當的指導。 2. 要求指導員必須常駐在溫泉地。	1. 要求必需具備溫泉醫學更高的知識與技能。 2. 必須由醫師開立處方等，並按照醫師的指示。	希望醫師除了具備其原本的醫師專業，還須具備溫泉與氣候學等學科的專業知識。	不只侷限在溫泉的保養與療養，還應具備溫泉街道的規劃能力，且能參與「溫泉療養中心」的相關事業。
考照者的資格	無特別規定。	無特別規定。	＊體育院校畢業者。 ＊保健指導護士。 ＊管理營養士。 ＊健康運動指導士。 ＊具一定期間以上溫泉指導經驗者。	入會後執業三年以上的醫生。	溫泉療法醫（或溫泉利用指導者、營養士、護士等）。
認定的機構	由「湯本溫泉旅館」會同相關單位。	由「日本健康開發財團」依勞動者的標準予以執行。	日本溫泉氣候物理醫學會。	由「溫泉醫療建議中心」（民間機構）認定。	
講習與考試	由原生者所認定的溫泉指導老師擔任講師，根據適合當地的課程進行授課暨測驗。	參加兩天的講習並考照。	參加11天的講習會，另外再繳費參加考照。	上課2-3天，並進行認證考試。	採取登錄制，並沒有特別的考試。
服務範圍	1. 接受客人的咨詢。 2. 教授客人當地的溫泉特性、溫泉常識與技術。 3. 溫泉水療及設備使用的指導。	對泡湯者進行溫泉水療設備使用的指導。	根據醫師所開立的處方等，協助客人依指示執行。	開立溫泉療養處方等。	對會員進行溫泉療養暨該事業如何發展的建議。

資料來源：參考並改寫自NTT資料經營研究所（2003），https://group.ntt/jp/newsrelease/2003/backno2003.html。徐唯正改製。

2. 「溫泉保養館」（Kurhaus）的認證必須對「溫泉利用健康增進設施」加以認證，由當時的厚生省（厚生勞動省）委託半官方的財團法人「日本健康開發財團」執行認證。

3. 「溫泉療法醫師」的認證規定：如有意取得認證資格者，必須是日本執業醫生參加「日本溫泉氣候物理醫學會」教育研修會，研修有關溫泉、氣候與物理治療等全部課程後，加入該會成為會員滿三年後，經認證成為「溫泉療法醫師」，取得資格後，每年必須參加兩日行程的大會與學術會議，每五年更新認證一次。

4. 「溫泉療法專門醫師」的認證：「溫泉療法醫師」認證超過 2 年以上（學會會員經歷 5 年以上），取得資格後，每年都須參加兩日行程的大會與學術會議，並經由溫泉醫療臨床專門考試合格後，即可取得「溫泉療法專門醫師」認證資格，每五年更新認證一次。

5. 「溫泉利用（入浴）指導員」的認證：委託財團法人「日本健康開發財團」執行講習會與認証考試。設置在「國民保養溫泉地」與「國民保健溫泉地」其上的多目的溫泉保養館（Kurhaus）、健康增進設施等，都需配置「溫泉利用指導員」，並執行相關的活動。

6. 其他仍有各種相關的指導員各司其職。可參考日本福島縣湯本溫泉各種指導員（表 4.5）（圖 4.6)，即可大略了解其梗概。

第四節 日本「國民保養溫泉地」的近況與特色

一、日本「國民保養溫泉地」的近況

日本的溫泉保養地制度從西元 1954 年開始實施，統計至 2018 年 6 月止，共有 96 處溫泉地被指定為「國民保養溫泉地」；因新冠肺炎疫情因素有一部分「國民保養溫泉地」期滿後未再認證，至 2020 年 11 月有 77 處「國民保養溫泉地」(環境省，2020)。不僅如此，有些具備條件的溫泉地，雖未被指定，但是仍有不少的溫泉地係先設置日本型式的溫泉保養館 (Kurhaus)，先進行設施條件的養成，以及健康增進的人力庫的建立，未來才有可能成為國民保養溫泉地 (石川洋美，2001；橋本文隆、矢崎英夫，2002)。根據日本健康開發財團 Kurhaus 協會 (2003) 所認定的會員數共有 37 家，配置合格認証的溫泉利用指導者與健康運動指導者共有 29 家，有海濱型、山嶽型、高原型、湖畔型、河畔型、街道型。此外，會員屬於「國民保養溫泉地」有 5 家，位於國立或自然公園內的共有 12 家。由此當可明瞭日本在發展「國民保養溫泉地」，係以「多

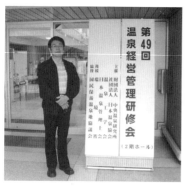
圖 4.8 東京中央溫泉研究所溫泉專業研習，林永棋拍攝 (2009)。

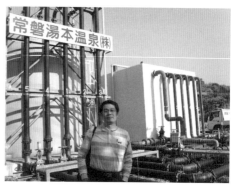
圖 4.9 日本湯本溫泉供取事業機房設備考察，林永棋拍攝 (2009)。

目的溫泉保養館」（Kurhaus）來帶動並提升其在溫泉地的位階，以做為發展溫泉保養地的先導設施（日本 KURHAUS 協會，2003；井上昌知，2004）。

當今日本的溫泉保養地的發展，除了 1974 年學習並引進德國 Kurhaus 的概念，並進一步強化了 Kurhaus 的利用功能與強度外，同時也參考德國的保養地的規劃與經營概念。例如湯布院溫泉與草津溫泉，就很像德國的巴登巴登（Baden Baden）溫泉保養地，在其中心區的入口處，設立了停車場，並採人車分離的措施。其他很多地方對照起來，仍可看出許多類似的規劃手法（井上昌知，2004）。

日本政府 1981 年為了提升溫泉健康的效能，從已選定的國民保養溫泉地中，尋找更適合發展保健利用的溫泉保養地，也是由環境省遴選出的「國民保健溫泉地」，並由國庫補助溫泉保健效能，積極利用設施的興建。而「國民保健溫泉地」的條件，除了必須具備「國民保養溫泉地」所應具備的條件之外，還需另外再具備以下兩個要件：1. 泉質必須是具備優越的療養效果；2. 要有增進保健的設施，而且具有一定的功能。後來由於國民保養溫泉地也跟著新增這兩個認定要件，這使得從 1995 年以後，日本就取消了國民保健溫泉地的認證（因為條件既然一樣，即不需再額外認證）。

由於「國民保健溫泉地」其中的「健康增進型」認定制度通過後，再經由厚生大臣認定實施，之後即可執行經由合作醫院有關疾病預防的全民健康檢查，或藉由體檢報告及保養客的身體健康口述，提供體力測定、溫泉利用指導、飲食營養指導、運動指導與生活指導等健康增進的軟硬體服務（圖 4.8、圖 4.9 溫泉軟硬體專業研習），以達到國民健康增進與疾病預防的政策目標（奧村明雄，2004）。

二、日本國民保養溫泉地近來的發展特色

綜上所述，日本學習自德國溫泉保養地採用階段導入方式，透過深度的溫泉利用方式、湯治文化、溫泉科學及療養經驗，以及國家健康政策，日本近一、二十年來逐漸發展出自己的特色：

（一）自成一格的「多目的溫泉保養館」，成為日本溫泉保養地的一大特色

日本因地狹人稠，因此日本的溫泉保養館，根據德國 Kurhaus 概念引進日本加以在地化整合，將水療館、溫泉診療、健康運動……整合在一棟建築內，不同於德國 Kurhaus，分散在不同建築，雖然名稱一樣，但內容有些不同，它是一種多目的、多功能的溫泉保養館。

從 21 世紀以來，就未新設立多目的溫泉保養館（Kurhaus），逐漸由「溫泉利用型健康增進設施」替代（參見表 4.1），但原有的 Kurhaus 場館仍繼續經營，也都還是當地重要溫泉健康療養設施。只要館內健康增進設施功能要件通過認定標準，即可取得「溫泉利用型健康增進設施」資格。其認定基準由厚生省保健醫療局於平成 18 年（西元 2006 年）7 月所制定，設施資格認定有效期間為十年。

目前「溫泉利用型健康增進設施」至 2022 年 4 月 1 日止，通過認證的有 24 家，至 2021 年通過溫泉指導專業認證的有 400 名溫泉指導員，與 4,500 名溫泉入浴指導員（日本健康開發財團，2022）。

（二）休憩為主、湯治為輔的溫泉保養地

二次世界大戰前，日本比較偏向醫療之「湯治」療養（吳美華，2003；井上昌知，2004）；惟在昭和 30 年後（西元 1955 年），

因經濟快速成長，休憩的需求愈趨迫切，促使日本溫泉地的風貌越趨多變，休憩的比重越來越加強。無怪乎井上昌知（2004）認為溫泉保養地之旅遊模式會越來越豐富且多元，國民保養溫泉地的推動符合「休憩為主、湯治為輔」，這已是日本未來的發展趨勢。

（三）以健康旅遊為主軸的多元套裝旅遊產品的發展

結合溫泉保養地的旅遊模式亦越來越多元豐富；根據井上昌知（2004）在《歷史から見る溫泉保養地の變遷（日本編）》一書指出，日本結合溫泉保養地的旅遊模式有所謂的「健康意向型的健康旅遊事業」（即本書所謂的「健康旅遊」）、文化意向型的文化旅遊事業、自然意向型的農業與生態旅遊事業。由此可知溫泉保養地雖以健康增進為最主要的目的，但仍擴及民俗文化與生態資源等（圖 4.10），將可促使溫泉地的利用呈現得更多元、更豐富，且更有深度。

近來，日本以溫泉保養地為最主要吸引力的旅遊套裝行程頗多，而這些遊客並不完全只受到溫泉的保健、療癒所吸引，甚至也包括到度假村周遭的環境，因此，它們只能算是以溫泉保養地為主要吸引力，再以健康旅遊為遊程，所發展出更多樣化的套裝旅遊產品。

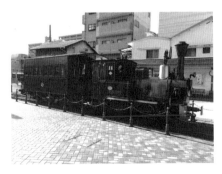

圖 4.10 日本四國愛媛縣道後溫泉地，夏目漱石小說《少爺》的老爺火車，是遊客在進行健康旅遊時，可看到的場景。林永棋拍攝（2009）。

（四）它是振興溫泉地的經濟工具

溫泉保養地附近如擁有歷史悠久的地方文化，甚至可藉以帶動地方經濟發展。例如較著名的兩個案例：草津溫泉地的「時間湯」（圖 4.11）與湯布院溫泉地兩個「國民保養溫泉地」為例，前者，草津溫泉地原本為農業城市，在西元 1970 年代初期，因日本高度經濟成長，必須開放國外農產品進口，特別是稻米進口，造成了相當大的衝擊，草津地方產業與農業也跟著受到了衝擊。因此地方政府將草津溫泉予以「造町」（台灣的社區總體營造即很類似「造町」）與「地域活性化」，將地方農特產精緻化，將地方產業與溫泉連結，並輔導當地務農的住民轉型，致使後來草津的 80％居民，其生活或事業都與溫泉產業產生了高度的連結（杉尾伸太郎，2004；井上昌知，2004）。

至於後者，湯布院溫泉地，係由地方政府創建了體驗型宿泊設施，將溫泉、農宅與農地三者連結，以閒置農地利用溫泉地熱培養蘭花，將農宅輔導規劃成精緻民宿，使保養客能有利用溫泉進行蘭花養植的農業體驗，並享有在溫泉保養長宿型渡假（Long Stay）之享受。此種農業體驗型的溫泉保養生活，明顯地可以促進地方產業之活化（井上昌知，2004），進而促進地方的經濟發展。

以上草津溫泉「時間湯」的體驗方式，是由工作人員在每天開館前，會有一段拌湯的歌舞表演，一邊攪拌一邊唱著「醫生啊，草津溫泉除了相思病之外，其他什麼病都可以治」，趣味橫生，頗受遊客喜愛。

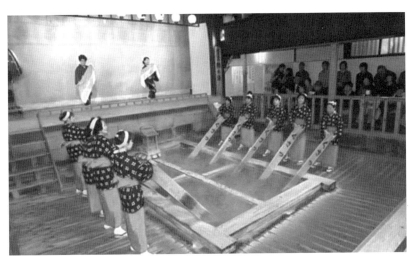

圖 4.11 草津溫泉「時間湯」拌泉秀，資料來源：草津溫泉官網，2022。
https://satsuei-navi.com/yumomi/image/ZIG_014atunoyuyumomiodori_03.jpg

第伍章
台灣發展溫泉保養地的願景

從以上各章可以看出，歐洲不少國家如德、捷、匈、奧等與亞洲的日本，多有發展一些「溫泉保養地」或類似的變體，也算是從德國的「溫泉保養地」再衍生出新的形態，而且也將益趨成熟。然而在華人地區（包括台灣地區、中國大陸或其他華人地區），卻仍很少見到。本書之所以引介並倡議「溫泉保養地」，並非只是在追趕流行，而是認為它可以深化溫泉的利用，有益身心靈的健康，減少勞健保的沉重負擔；甚至可帶動健康旅遊，促進地方創生。從它的選址到制度的建立，甚至於予以認證、妥善的經營管理等，都可以讓擁有豐富溫泉、地熱的海峽兩岸的台灣、中國大陸等華人地區，能夠讓溫泉地提升為身心放鬆，甚至成為具有休養、保養（保健）、療養效果的園地。以下兩章分別以台灣地區與中國大陸地區，概略地說明它們未來在發展「溫泉保養地」的條件或潛力。我們將參考前幾章德國、泛德地區國家（奧、匈、捷）、日本的一些建制標準，來照應台灣與大陸的條件，並進而提出一些初步的構想與建議。

第一節 台灣溫泉的分佈與分類

　　台灣以其地質、地形的特殊條件，再加上地理區位帶來豐沛的雨水，隨著雨水降到地面後，沿著裂隙或破碎的岩層滲入地下，被高的「地熱梯度」或岩漿餘溫加熱，產生豐富的地熱資源與溫泉。根據一些研究報告顯示，台灣的溫泉區至少有 128 處以上，是全球溫泉密度最高的地方（參考宋聖榮 & 劉佳玫，2008：72）；所位處的海拔高度分佈亦相當廣泛（圖 5.1）。它的種類更是多樣且齊全，包括有低溫的、沸騰的；清澈的、混濁的；高山的、平原的……令人目不暇給，台灣溫泉的豐富程度，堪稱是全球的「溫泉博物館」。

台灣的溫泉如以其化學特性進行分類，可大分為三大類（參考自宋聖榮 & 劉佳玫，2008）：（表 5.1）

- 碳酸鹽泉（HCO_3^{2-}）。
- 硫酸鹽泉（SO_4^{2-}）。
- 氯化物泉（Cl^-）。

　　這些溫泉各有不同的化學成分，在開發利用上可以有不同的用途。根據宋聖榮 & 劉佳玫（2008：85）的見解，台灣溫泉大多屬於碳酸鹽泉，少數屬於硫酸鹽泉和氯化物泉。如再根據「陽離子的鈉離子和鈣離子含量」的差異，可以把溫泉再細分為三大類、九個次分類（如表 5.1）。了解這些成份的不同，將有助於各溫泉地如何規劃供作健康、醫療使用。

　　至於台灣的地熱，最主要分佈在台灣北部的大屯火山群（圖 5.2）、雪山山脈、中央山脈板岩區和大南澳片岩區。整體來看，台灣擁有的溫泉與地熱資源得天獨厚，非常豐富，就算與號稱「溫泉大國」的日本相比，其質與量都仍有相當可觀之處。

表 5.1 台灣溫泉的化學特性分類

大分類	細分類	舉例
1. 碳酸鹽泉	a. 碳酸氫鈉泉	烏來、谷關、東埔、廬山、寶來、知本、清泉、泰安、礁溪
	b. 碳酸氫鈣鈉泉	蘇澳冷泉
	c. 硫酸鹽碳酸氫鈉泉	頂北投、湖山、花蓮紅葉
	d. 氯化物碳酸氫鈉泉	復興、瑞穗、萬榮
2. 硫酸鹽泉	a. 酸性硫酸鹽泉	硫磺谷（大磺嘴）、中山樓、陽明山、竹子湖、馬槽、大油坑、八煙、四磺坪
	b. 中性硫酸鹽泉	文山、冷水坑
3. 氯化物泉	a. 碳酸氫鈉氯化物泉	關子嶺
	b. 酸性硫酸鹽氯化物泉	北投（地熱谷）、小油坑、金山
	c. 中性硫酸鹽氯化物泉	安通

資料來源：引用宋聖榮 & 劉佳玫（2008）《台灣的溫泉》，P85-87。徐唯正改製。

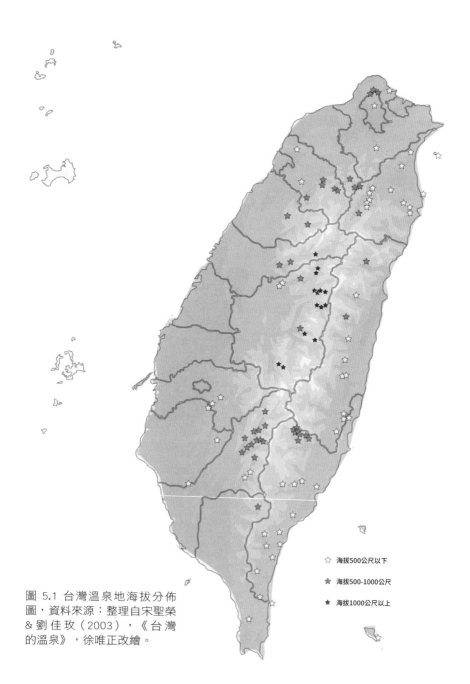

圖 5.1 台灣溫泉地海拔分佈
圖，資料來源：整理自宋聖榮
＆劉佳玫（2003），《台灣
的溫泉》，徐唯正改繪。

☆ 海拔500公尺以下

★ 海拔500-1000公尺

★ 海拔1000公尺以上

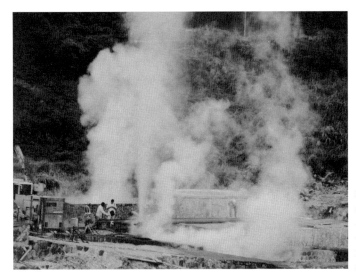

圖 5.2 北投硫
磺谷白磺溫泉
（酸性單純硫
化物溫泉）噴
氣 井 源 頭，
林 永 棋 拍 攝
(2016)。

第二節 台灣 1990 年代以前溫泉的利用情形（明朝－1990 年代）

　　台灣的溫泉地熱資源略有開發利用，雖早在明朝即已開始，惟較具規模的開發利用，應該始於日本殖民政府治台時。當時是為了休憩、療養之用途；其後在 1954 年日本撤台後，溫泉利用漸漸限縮在休閒、遊憩功能，甚至再輔以情色包裝（尤指北投地區），形成頗為獨特的北投溫泉文化；1979 年，政府為了顧及國家部份地區的情色形象而廢娼，連帶使得溫泉曾盛極一時的北投、礁溪等溫泉地，也逐漸沒落；1990 年代之後，整個民間社會的轉型、消費文化的改變，以及在財團資金的挹注、社區的參與之下，使得溫泉利用走向兼有精緻雅痞與通俗粗陋並存的狀態。溫泉利用發展過程的各個階段之演變，請參考表 5.2（黃躍雯，2001；戴珮如，2013）。

表 5.2 台灣溫泉地資源利用與發展歷程表

時間	階段別	資源利用型態	發展紀要
1895 年以前	礦產開採期	重新蛻變期	僅做為開採硫磺之用，全台溫泉地未有任何開發。
1895-1945 年	溫泉殖民期	休養、休憩著重溫泉療養之功效。	溫泉做為殖民時期殖民國家特權的文化支配，以與日本對台灣溫泉利用與管理四大系統為主，其服務對象主要為日本統治階層。
1945-1979 年	休憩情色期	休憩、以情色包裝溫泉。	日本人撤退，台灣自行發展溫泉地，只有休憩單一功能，或是以色情包裝溫泉，致使溫泉發展在 1979 年前後面臨政府以政策強制干預。
1979-1990 年	衰退轉變期	利用型態功能單一，多以休憩為主。	由於越戰結束、廢娼、中美斷交與國內經濟起飛，來台觀光消費增高，國民旅遊淪為只是走馬看花型態 等國內外趨勢因素，各地溫泉衰退或停滯成長。
1990 年代迄今	重新蛻變期	以休憩為主，朝精緻多元發展。結合其他各種服務，如餐飲、美容等。	1992 年知本老爺酒店開幕熱賣；1997 年北投春天酒店重新改造開幕，再加上媒體推波助瀾，使全台掀起了一股溫泉熱，泡湯客大增，各地溫泉飯店從北到南紛紛重新改裝營業。

資料來源：整理自黃躍雯（2001）；戴珮如（2013）。

第三節 1990 年代迄今的溫泉地利用概況與問題

一、1990 年代以來溫泉地的利用概況（1990-2020）

台灣溫泉地在 1990 年代之後，因社會經濟情勢的發展及國民旅遊需求的增加，重新開始積極發展，除了彰化、雲林、嘉義與外

島澎湖之外，已開發的溫泉地，幾乎遍佈全台，另有一些新溫泉區也正在開發或籌建中。至2020年底為止，已開發的61個溫泉地中，有493家溫泉業者，數目仍在持續增加中，但各溫泉區的整體經營水平、規模差異很大。已開發的溫泉區以北部最多，23個溫泉區共計240家業者，約佔全國48.68％，特別是大台北地區約有159家，即佔了三分之一。

在政府政策做多及休憩消費需求增大的情況下，提供各種溫泉相關服務型態的溫泉業者，逐漸形成溫泉產業供應鏈。溫泉如基於其所提供的功能而言，可區分為休閒度假型溫泉（Hot Spring Resort）、溫泉水療（SPA）、及醫療型溫泉（Mittelhaus）三大類：

1. 「休閒度假型溫泉」具有遊憩、休閒、養生等功能。提供各種溫泉設施、住宿、餐飲、休閒設施；

2. 「溫泉水療」具有美容、塑身、身心調理、養生等功能，提供各種溫泉設施、住宿、餐飲、美容、休閒設施；

3. 「醫療型溫泉」則具有治療、復健、身心照護等功能，以慢性疾病治療為主，除了溫泉醫院為必要設施之外，也附設住宿、餐飲、休閒等基本設施。

根據本書前幾章的整理，歐洲以醫療型及水療調理型溫泉為主，並提供多樣目的之療程供選擇；日本則以休憩觀光型溫泉為主，以醫療為目的之溫泉醫院和溫泉水療館的發展，也有些成就（呂嘉和，2005）。而台灣由於溫泉產業真正發展的歷史短暫，溫泉產業以休閒度假型溫泉為主，醫療型溫泉與溫泉水療目前都仍在發展中，尤其是醫療型溫泉未來仍有頗大的發展空間。值得注意的是，附設簡易溫泉設施的「溫泉養生住宅」目前正在快速興起中，例如新店湯泉社區、礁溪溫泉住宅等，而結合銀髮族的溫泉住宅，則仍

有待觀察。

　　台灣因地處熱帶與副熱帶，多數時間並不是泡洗溫泉的旺季，故溫泉業者除了溫泉沐浴利用之外，還會結合提供餐飲、養生、美容甚至賓館的型態經營，結合 SPA 與美食餐廳，或以度假區方式經營。溫泉業因座落的溫泉地之環境位置與投資規模的不同，其經營型態、服務內容、品質標準有很大的差異。以下為台灣常見的溫泉地衍生產品的經營型態（參考戴珮如，2013）：

（一）溫泉餐廳

　　這類型的經營形態主要是以其溫泉資源與臨近都市的地理區優勢，以提供風味美食為營業主要收入，設施分為餐廳與溫泉浴場。浴場規模較小，設施簡單，浴資收費不高，溫泉有的只是提供用餐者免費使用。這類型的溫泉餐廳，就台北市而言，主要分佈在北投紗帽山溫泉區、行義路溫泉區、陽明山的馬槽溫泉區一帶（圖 5.3）。

（二）溫泉會館

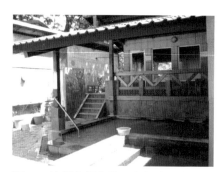

圖 5.3 紗帽山行義路溫泉餐廳，徐唯正拍攝（2018）。

　　以提供泡湯或聚會、會議等活動為主要營業內容的溫泉會館，其主要設施包括有：溫泉浴場、餐廳、健身房、美容按摩室、會議室及客房。其中溫泉浴場之設施規模不一，從簡易的溫泉沐浴室、個人式浴池的湯屋，到擁有多座溫泉池與水療設施的業

者並存，相關配套設施的規模與品質差異很大。這種會館主要分佈在烏來、金山、萬里、大坑、瑞穗一帶（圖 5.4）。

（三）溫泉旅館與溫泉度假區

這類型的溫泉地暨其休憩設施，除具備休憩旅館的住宿客房、餐飲、健身房、美容按摩室、會議室、與其他休閒設施之外，最大特色就是擁有相當規模的溫泉浴場，停留的時間通常較長。隔夜或停留多日的旅客所佔的比重頗高。主要分佈在新北投、礁溪、谷關、廬山、關子嶺、寶來、四重溪、知本等溫泉地。（圖 5.5；圖 5.6）

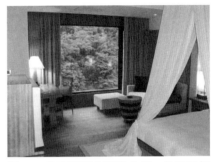

圖 5.4 烏來馥蘭朵溫泉會館，徐唯正拍攝（2018）。

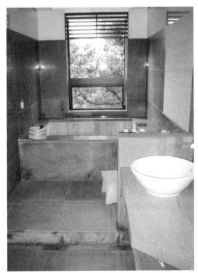

圖 5.5 北投春天溫泉飯店，徐唯正（2018）。

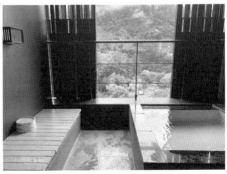

圖 5.6 谷關星野虹夕諾亞溫泉飯店，林永棋（2022）。

二、1990 年代以來溫泉地利用的問題

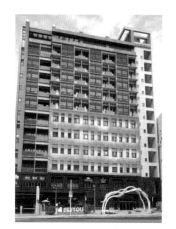

圖 5.7 台北國際醫旅（北投健康管理醫院），林永棋拍攝（2020）。

　　台灣對於溫泉地的開發利用，有不少地方看似已走向精緻化、高格調，同時也闢建有類似德、日的「溫泉保養館」（台灣一般多稱之為溫泉水療館）（Kurhaus），甚至在新北投也出現由政府與民間協力開發建設的「台北國際醫旅」（圖 5.7），標榜提供健檢醫美、溫泉療癒與健康旅遊形式的產品。這看似具有德、日「溫泉保養地」的雛型，惟如要建制「溫泉保養地」，藉以發展「健康旅遊」，仍有待許多努力與突破，原因如次：

（一）所有條件良好具知名度的溫泉地，幾乎多已過度開發：例如欠缺整體大面積（連同鄰近地區）的自然環境。即使腹地較大的地區，因環境資源已耗竭，或是文化與空間皆已過度商品化，使得它們已失去建制溫泉保養地的條件。

（二）政府與民間普遍欠缺溫泉健康利用的專業知識，以致溫泉利用的深度不足：台灣向來欠缺深度的溫泉文化。溫泉利用大多停留在休憩、娛樂等功能。就以日本殖民時期所留下的日軍衛戍醫院北投分院（2017 年整修後）（圖 5.8），在日本撤台時，幾乎未曾留下相關的溫泉利用技術與知識。嗣後，接手的台灣政府普遍都未若日本政府那麼重視溫泉的健

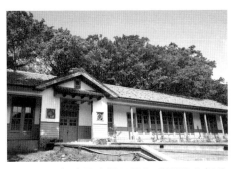

圖 5.8 日本殖民時期日軍衛戍醫院北投分院（2017 年整修，目前為國軍北投醫院內的向陽書苑，保有日治時期完整的建築原貌，被政府列為二級古蹟），林永棋拍攝（2020）。

康利用，也未能與時俱進，追上時代對於溫泉深度利用的潮流。目前能否有較佳的發展，則仍有待努力。

（三）目前政府雖已訂有溫泉法，惟更欠缺長、中、短期的溫泉利用政策：2003 年 7 月政府雖已公告了溫泉法，惟政府部門所能提供的功能定位卻仍不明確，未來的走向仍無徑可循。溫泉法雖已責由兩個（或三個）管理主管機關負責，且配有一些管理措施，惟仍屬消極的管制。如果迄無長遠的政策目標，不可能單單藉由有限的溫泉泡澡基地，即能提供環境的保育、文化（遺址）的保存、體驗的提升。亦即，如果僅徒具溫泉地以及水療館、湯屋等硬體，而欠缺像德、日等國家建制更多樣、周全的軟體，是不太可能有效地發展成「溫泉保養地」，藉以提升國民的身心健康，更遑論要發展成為健康旅遊的主要泊宿地區。

第四節 台灣發展「溫泉保養地」的構想

台灣一直沒有溫泉保養地，甚至連一些基本概念也都相當欠

缺。在參考德國、「泛德地區國家」、日本等國的經驗，再衡量台灣的主、客觀條件後，並納入徐唯正（2005）的見解，認為台灣如欲發展、建制溫泉保養地，還是要有更全面、更周延的研議，台灣應有自己的在地化發展，建議可以從「應有的構面」、「應具備的條件」、「遴選示範點（區）」、「進行規劃」等四方面來進行：

一、 應有的構面

　　1. 環境資源構面：包括自然、人文、氣候、區位交通與產業環境等。

　　2. 設施構面：例如宿泊設施、保養設施、文化休憩設施等。

　　3. 管理法規構面：除了溫泉法規之外，最主要仍是管理、獎勵、處罰等相關規定。

　　4. 指導人力構面：應開設自然觀察導覽與身、心、靈課程與活動，並有計劃地培養溫泉入浴及健康增進的指導人員。

　　5. 醫療資源構面：溫泉保養地至少需有溫泉醫師常駐，一定距離內要有醫院的設置或醫療體系的支援。

二、應具備的條件

　　1. 基本條件：

　　　（1）豐富的自然環境與生態資源。

　　　（2）宜人的氣候。

　　　（3）交通便利（區位條件）。

（4）豐富且獨特的人文與產業資源。

2. 完備條件：

（1）溫泉保養專業設施的設置。

（2）相關政策、法令或措施的訂定。

（3）溫泉地須聯結或建置醫療資源。

（4）指導人力資源的養成與提供。

　　溫泉保養地的條件，需有上述構面做為基礎支撐。各構面間彼此都有關聯，對於溫泉保養地的設置而言，不論從德、日兩國的經驗與台灣當前溫泉地的問題來看，這些構面與條件都很重要（圖5.9）。

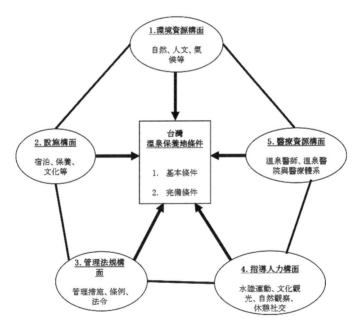

圖 5.9 適用於台灣之溫泉保養地應有的構面與應具備的條件圖
資料來源：參考徐唯正（2005）。

三、遴選「示範點」、「示範區」、「復育區」、「醫療連接區」等四種，並予以推動

台灣目前尚無「溫泉保養地」，欠缺溫泉保養地的發展經驗。在毫無經驗的狀況下，較可行的做法是先選擇一處符合溫泉保養地「基本條件」之溫泉地，加以完備的規劃，作為溫泉保養地之「示範點」；另外，有的是區塊狀，宜以「示範區」的方式試著發展；有的早已高度發展，亟待整建及復育，稱為「復育區」；有的溫泉地目前已跨出一小步，欠缺的是與醫療連結，只要慢慢地改善、還是有希望成為「醫療連接區」。

(一)示範點：先廣泛的尋找符合溫泉保養地「基本條件」之溫泉地。

(二)示範區：有的地區因交通可行性高、泉量豐富、泉質優異、腹地廣大、土地取得容易、主管機關有配合意願，例如陽明山馬槽、奧萬大、金崙、仁澤……等幾處。

(三)復育區：有的地區早已中高度利用，甚至已開發過度，但仍不失原本之優質條件，只要好好復育，仍大有可為。包括北投、金山、烏來、清泉、泰安、谷關、東埔、廬山、礁溪、蘇澳冷泉、知本、寶來、不老、四重溪、關子嶺等十五處。除了前述共十九處溫泉區外，尚有許多溫泉亦已中高度利用或廣為人知，例如綠島、安通、瑞穗、紅葉、員山、清水、爺亨等近數十處溫泉區或溫泉徵兆區，具有潛力者也應納入。（周順安，2003）

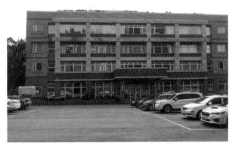

圖 5.10 三軍總醫院北投分院，林永棋拍攝
(2020)。

（四）醫療連接區：目前有的溫泉區鄰近已略有醫療資源，但仍待聯結。例如北投溫泉地的三軍總醫院北投分院（圖5.10）、金山溫泉地的台大醫院金山分院，與蘇澳冷礦泉地的台北榮總蘇澳分院等醫療資源，未來隨著溫泉保養地的推廣，有的保養地有條件發展成具醫療水準之溫泉保養地，如果能有醫療體系的支持，也是可考量選擇的地區。

四、進行「溫泉保養地」的規劃與行動

（一）必須進行詳實的基礎資源調查：所謂「溫泉保養地」，依國際的標準，仍需具備諸多客觀條件。誠如日本學者阿岸祐幸（2003）所說的：「必須能夠『精確』的利用溫泉地區的氣候、地形，以及自然環境等區域條件。」然而要做到這一些，就是一項艱鉅的工作。

（二）應有妥善的規劃：台灣的溫泉地向來任憑業者著眼於利益考量，欠缺完整的規劃，致使溫泉地環境已遭到破壞，部分溫泉資源過度使用，幾近浩劫，這些都有賴完善地規劃。但台灣的學界、業界縱然

已累積有一些成果，但不必然有足夠的能力去規劃「溫泉保養地」。

（三）要有完備的政策與法令，且在執法時應能貫徹：台灣雖已有溫泉法，但相關政策與法令還不算很完備，導致無從解決根本的問題（戴珮如，2013）。反觀德日兩國，除了有溫泉法與溫泉法施行細則外，德國尚有保養法與其它環境法規；日本亦有綜合保養地域法與厚生省溫泉健康增進設施認證等相關法規。這些相關法規台灣都頗欠缺，且未來執法時都頗令人擔心。

（四）國家是否介入，攸關成敗：日本明治時期就是透過國家的力量，聘請德籍等專業人士進行溫泉基礎資料的調查，與溫泉醫療等全方面的溫泉利用之研究，才奠下日本溫泉現代化的根基。而德國巴登巴登都市計畫的改造，設置卡拉卡拉大浴場（Caracalla Therme），更是奠下日後溫泉利用極優的發展。巴登巴登溫泉保養地至今仍盛名遠播，就是肇因於國家介入溫泉的優質且永續的利用。

第五節 台灣發展「溫泉保養地健康旅遊」之建議

台灣如欲發展溫泉保養地連結健康旅遊的發展，不必然具有絕對的優勢。主要是台灣許多原本優質的溫泉地，多已遭開發過度，部份溫泉地甚至積重難返。再加上政府未必對溫泉健康旅遊具有宏

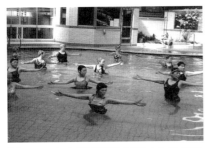

圖 5.11 水中健康舞動活動（休養的功能），林永棋拍攝（2013）。

圖 5.12 銀髮族水中健康增進運動的指導員培訓，目的著重於保養身體的功能。林永棋拍攝（2013）。

觀的視野，因此迄今仍未有任何政策的支持，使得有志投入者必須先全盤檢視，從基礎做起，對於部份保養地甚至必須是亡羊補牢，盡心進行溫泉地的保育與復育。以下謹提出一些以「溫泉保養地」帶動健康旅遊的一些初步建議。

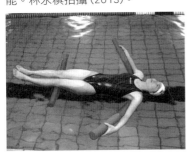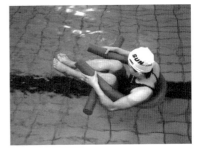

一、要使得溫泉保養地具有吸引力

溫泉保養地做為健康旅遊的吸引物，它必須先能規劃與經營完善，讓使用者感到身心舒暢，覺得溫泉保養地值得造訪，值得體驗利用。因此，必須使得溫泉保養地具有休養（圖 5.11）、保養（圖 5.12）、療養的功能，其整體外觀也必須具有相當的吸引力，足以提供客人願意長期度假使用。

二、要提升相關人士的專業知識

從以上各章可知溫泉保養地具有多種學科的專業知識。而在其

操作過程，不只是保養地的工作人員，包括溫泉旅館業者、旅行社、導遊、領隊、行銷企劃、廣告業者等，都必須有計劃的進行教育訓練，補強溫泉地優質利用的專業知識。

三、要能爭取當地居民的支持與認同

溫泉保養地畢竟必須落住在地方，也需要使用者有機會體驗當地的異文化，需要地方提供當地、當季的食材，需要當地的人力參與。這可結合地方營造、農村再造、地方創生等相關計劃，進行社區培力，提升地方對保養地的支持與認同。

四、政府宜以各種獎勵、補助措施，促成溫泉保養地的發展

溫泉保養地健康旅遊可預防或改善國民身心健康，保育當地環境，協助當地發展，甚至可大幅減少政府醫藥開銷，具有多方面的效益，尤其在超高齡年代的來臨更有其必要性（圖 5.13、圖 5.14）。但初期仍須藉由政府立法與政策、行政的支持，以減稅的方式獎勵業者投入，補助員工至保養地健康旅遊，藉由各種獎勵、補助的措施，協助台灣一些優質溫泉地的「溫泉保養地」發展建制而成。

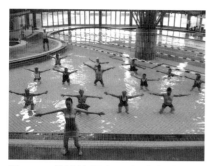

圖 5.13 銀髮族可在溫泉池中律動運動，林永棋拍攝 (2013)。

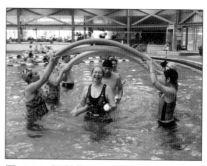

圖 5.14 銀髮族可在溫泉池中遊戲運動，林永棋拍攝 (2013)。

第陸章
中國大陸發展溫泉保養地的願景

中國大陸給世人的印象應該是「泱泱大國，地大物博」。這個大國近三十年來正處於經濟快速改革開放，百業興勃的年代。對於歐美國家或鄰近國家的創舉或是已經成熟的制度，大多有高度的觀摩興趣，希望能迎頭趕上，甚至超越。目前對於溫泉休憩、健康旅遊的積極度也不遑多讓。由於溫泉利用之於中國，已有相當悠久的歷史，早在秦朝以降，算是已有皇室、文人、士大夫的長期使用，只是不像德、奧等國家，那麼深化到健康醫療，甚至是發展成為健康旅遊的吸引力的層次。另外，古人早期的溫泉利用基礎與文化，也奠定並影響日後溫泉在中國大陸的普遍開發利用（據調查，中國大陸至明朝時期，就已經開發了 419 處的溫泉地，已有相當豐富的數量）。不過相較於德、奧、匈、日等國的深度、專業與多元，仍有大幅躍進的空間。以下只能就現有的資料，初步勾勒出粗略的願景，同時也提出一些粗略的淺見，希望海峽兩岸都能有效發展。

第一節 中國大陸的溫泉分佈與分類

中國大陸位於歐亞大陸板塊東南方，東與西太平洋、菲律賓板塊交接，西南與印度板塊交接。由於特殊地質構造與板塊運動，基於地質斷裂構造、儲熱及水文等條件，決定了溫泉、地熱在中國大陸的分佈情形。其大略分佈概況如次（圖 6.1）：

1. 中國西南方與印度板塊交接的西藏南部、雲南西部、四川西部等溫泉分佈高密集帶。

2. 東南沿海與菲律賓板塊交接的福建、廣東、海南三省與台灣海峽東側溫泉分佈地帶。

3. 山東膠東半島和遼寧遼東半島有相當規模的溫泉分

佈。

4. 蘇北、山東沿海、北京、天津、安徽、湖南、湖北、
   河南、河北、江西、陝西、山西與青海等地區，都有
   小規模溫泉地熱田的分佈。

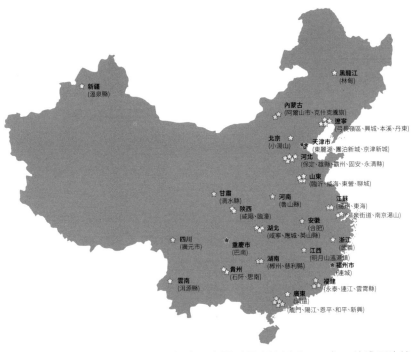

圖 6.1 中國大陸溫泉、地熱分佈概略 ‖ 上圖引用章鴻釗（1956），徐唯正改繪

　　目前中國大陸的溫泉，如基於其溫度的分級，及提供利用種
類的不同，大體上可分成下列五大類：（葉實觀、林敏、陳飛躍，
2015）

1. 高溫的溫泉地熱利用（t ≧ 150℃）：蒸氣與熱水雙循
   環發電、工業烘乾。

2. 中溫的溫泉地熱利用（90 ≦ t<150℃）：蒸氣與熱水雙循環發電、工業乾燥及熱加工利用、穀物及食品烘乾等。

3. 低溫的溫泉熱水利用（60 ≦ t<90℃）：採暖。

4. 低溫的溫泉溫熱水利用（40 ≦ t<60℃）：醫療保健、遊樂洗浴與農業溫室。

5. 低溫的溫泉溫水利用（25 ≦ t<40℃）：農業灌溉、蔬果育種、蝦魚育苗、水產養殖、畜牧飼養與土壤加熱等。

　　以上這些溫泉地熱，根據中國石化新星公司（2013）的一份調查報告「中國地熱顯示及溫泉分佈」顯示，其數量與分佈情形大約如下：

1. 大於或等於 25℃的溫泉約有 2,200 處。其中 25 ～ 40℃溫泉 859 處，40 ～ 60℃溫泉 807 處，60 ～ 80℃熱泉 398 處。大於 80℃熱、沸泉 136 處；

2. 出露溫泉數量以雲南、西藏、廣東、四川和福建居全國前列，佔中國總量的 70%；

3. 溫泉分佈密度以雲南為首，達 15.9 個 / 萬 km^2（仍不及台灣地區的 19.2 個 / 萬 km^2），另外還有：廣東 14.3 個 / 萬 km^2、福建 14.1 個 / 萬 km^2 和海南 10 個 / 萬 km^2；

4. 溫泉儲熱量前幾位分別為：西藏、雲南、陝西、四川、廣東、福建、山西、湖北和湖南等。

由於雲南東南部、貴州南部和廣西西部之間的岩溶地下水

活躍地質，成為溫泉分佈極少地區。上述溫泉分佈可作為大陸溫泉保養地選址，或溫泉健康旅遊產業發展的重要參考指標。大陸溫泉、地熱利用方式依據可溫度分為高溫（60 ≦ t<90℃）、中溫（40 ≦ t<60℃）與低溫（25 ≦ t<40℃）等三等級（葉實觀、林敏、陳飛躍，2015）。

第二節 歷代至近代中國大陸的溫泉利用概略

中國大陸的溫泉利用，迄今至少已有2,240年（從秦朝算起），算是相當善用資源的國度。在滿清皇朝之前，溫泉已見休閒、娛樂、保健、療養等用途，與中國大陸當前所提供的功能差異不大。如從歷史來理解其溫泉利用情形，大抵可分為三大期別：

1. 秦朝至唐朝後期：以滿足帝王身體保健、休閒、娛樂需求為主的帝王皇室貴族溫泉保健，以漢武帝、唐太宗、唐玄宗等對驪山溫泉特別鍾愛為代表。

2. 後唐至宋朝：因政經不穩，帝王皇室溫泉利用逐漸式微，轉為文人（學士）、士大夫（官僚）的廣設官湯、療養與詩賦溫泉沐浴之旅。

3. 明朝中期後：逐漸改變為以民間百姓溫泉療養為主，以風景名勝觀光及療養（黃山及盧山溫泉）、休閒娛樂和日常沐浴等方式呈現。溫泉旅遊以雲南昆明安寧為代表，溫泉沐浴則以福建福州發展最為興旺。

從國民政府推翻滿清皇朝，以迄中共經濟改革開放大約100年的時間，中國大陸溫泉的利用似乎更聚焦於療養的功能，而且似

乎已開始藉由專業醫師與學者進行成份的化驗，再運用於療養的行為。這些溫泉療養利用方式，研判大多肇始於曾受到日本殖民的東北地區。以日本對溫泉善於療養利用的經驗，在當時 1920 年代，即將東北當地的溫泉運用於療癒日軍的傷兵；就在 1920 年，日本甚至成立「湯崗子溫泉株式會社」，並於 1929 年擴建為東亞一流的礦泥浴場；此時期另也有蘇聯多位溫泉專業者來到內蒙進行溫泉探勘、調查，並設置了阿爾山溫泉療養院。由此可知，當時日本與蘇聯對中國大陸的東北、內蒙當地的溫泉利用，頗具影響力。

時至 20 世紀的 50-70 年代，由於中共執行的是社會主義計劃經濟，對於溫泉的利用方式，係於各地建立溫泉療養院。中國大陸的溫泉療養院的數量與品質，都在這段期間立下了相當可觀的成果。主要是因為同時有中國、蘇聯專家、中國留學蘇聯的專業者，和許多醫師等共同努力的結果。1950 年首先在遼寧建有「湯崗子」溫泉療養院，1951 年在遼寧另又建有「興城」理療醫院。這些溫泉療養院的設施，與溫泉水療技術，在當時堪稱已與國際接軌，甚至足以比擬德國傳統的「溫泉保養地」，由此可知當時溫泉利用，已達到相當高的水準。

這些努力與發展，到了 1980 年時，其數量亦見可觀的成長，總計溫泉療養院共有 80 多所，分佈在北京小湯山、遼寧（湯崗子、興城）、山東（即墨、文登）、安徽巢縣、南京湯山、廣東從化、雲南安寧、陝西（臨潼、藍田）、內蒙古阿爾山等 20 多個溫泉地區。只不過它們的屬性，在社會主義計劃經濟之下，接待的對象主要是政府部門的職工、勞工代表及職業傷害、退休幹部、高級幹部等，算是一種「工人、幹部溫泉療養院」的性質。整體來看，只能算是「公務消費模式」。其營運機制只能說是在執行公務罷了，未具有提升服務品質的驅動力。追根究柢，其溫泉利用只能算是一種

典型的「國家社會主義營運模式」，大大不同於德、日等國所服務的是龐大的、各種階層的消費族群。（葉實現等，2015；張林，1991）

而在1980-1990年代中期，大陸進入「經濟改革開放」的年代，此時面對的溫泉使用客群，大多偏重在休憩與度假的需求，而在面對外界其他溫泉地市場的競爭壓力之下，原有的溫泉療養院已因體制改變，不再能一直靠著政府公費支撐，只能設法轉型。「不成功，便成仁」，在這種氛圍下，有的溫泉地選擇奮力一搏，但有的則走上關閉一途。

中國大陸這一波經濟改革開放迄今，最出色的溫泉轉型，大致以華北及廣東兩個地區為代表：

1. 在華北，以休閒保健性質的溫泉招待所，及溫泉賓館兩種形式最具代表性；而在廣東更是樹立了大型溫泉綜合開發的典範，成為各地爭相仿效或觀摩的對象。由於靠近港澳地區，擁有經濟改革發展的優勢。其中建於1934年的「從化溫泉療養院」，隨後進行轉型，同時也提供給高級幹部及商務人士使用。其溫泉設施頗優，算是一轉型極為成功的案例。

2. 受到「從化溫泉療養院」轉型成功的激勵，廣東出現許許多多相互模仿的溫泉旅遊景點，甚至連港澳地區知名的富商何鴻燊等，也參與投資廣東省的高級溫泉賓館或旅遊地，共同打造廣東成為溫泉重鎮的意象。

總之，1980年代以來，中國大陸開始出現不少仿效廣東溫泉發展模式的一些溫泉地。不過整體來說，這個時期中國大陸的溫泉地，所提供的療養功能還不如休閒、旅遊等來得重要。其保健、療

養等功能仍有待大幅度地提升。

第三節 改革開放以來的溫泉利用概況與問題

中國大陸從改革開放（20 世紀 80-90 年代中期）以來，整個社會逐漸走向學界所稱的「社會主義的市場經濟」體制，不少人民變得有錢了，甚至出現更多的富商巨賈。一般人民也因生活方式的改變，更重視觀光、休憩活動。此時市場如能提供擁有溫泉，擴建可供戲水、沐浴、娛樂、美容等利用方式的大型度假村，遊客就會趨之若鶩，尤以廣東珠海御溫泉、從化碧水灣、珠海海泉灣度假區，成為中高端消費的代表。

有了市場需求的增加，會再吸引更多企業參與投資。如果有利可圖，甚至還會吸引更多其他地方仿效闢建。不過當前太多溫泉地浮濫的開發與闢建，卻又缺乏有效的管理，勢必引發許許多多的問題。而政府當局是否重視藉由溫泉提供健康、醫療的深度利用？是否能制定具有前瞻性的政策指引？是否能擬定合宜的經營管理法規？業者之間如何避免因相互抄襲而同質，因同質而流於惡性競爭，從而喪失生存的機會？這些都很可能從中國大陸改革開放以來，溫泉利用問題將陸續呈現於檯面的問題。不過，本書作者知之有限，只能以管窺天。以下略為分述如次：

一、溫泉開發缺乏溫泉專法、審議規範及管理辦法，導致溫泉地開發浮濫，經營失序。

按理，溫泉地的開發必須先有一「溫泉母法」，再據以發展出審議規範（包括相關審查文件），以及擬定經營管理的相關辦法。

由於中國大陸在政策上，從 2016 年起，即致力於引導休憩觀光市場，轉型為溫泉、森林、海洋與文化等必須高度複合開發的「康養旅遊市場」（比較接近 Wellness Tourism，保養、保健旅遊。請參考圖 1.17）。雖有政策方向，仍須擬訂長短期的目標、策略手段、法律規章以及配套的管理辦法。尤其溫泉利用如果還包括到休養、保養、療養等功能的話，就更必須包括到「溫泉保養地」的認證、專業指導人員的認證等。而這些法律規章目前幾乎都付諸闕如，仍有待當局能以整個中國大陸更宏觀、更長遠的視野，訂定通盤性、指導性的母法及相關的政策。

二、中央政府還未釐訂「溫泉利用白皮書」，各省也未據以提出行動方案。

目前中國大陸各地的溫泉資源利用密度、強度不一，當局對所有溫泉的基本資料、使用現況等，都未能全盤掌握，導致各地的溫泉或者過度利用而枯竭，或者各店家相互模仿而流於同質，喪失了競爭能力。這些都有賴中央政府訂定適用於全國的政策白皮書（或行動綱領），地方政府也應配合訂定適用各地的行動方案；另外，中央須儘速訂有考核及監測機制。亦即，各地溫泉利用情形，是否依著計畫進行，須能全盤地追蹤考核，而溫泉資源的存量情況及利用方式，亦應定時抽檢、輔導，以保障溫泉資源的永續利用。

三、目前各溫泉地的規劃與經營似乎慣於抄襲而趨同質，缺乏特色與深度利用。

中國大陸溫泉地不管是公部門或業者的開發利用，多一味追求快速獲利，因而慣於相互抄襲，導致溫泉地、溫泉度假區的同質性頗高，大多缺乏特色；另外，欠缺對於溫泉地的泉質、氣候、人文等當地環境，進行基本資料調查。這些都肇因於在初始的規劃階

段，就未將保養（康養）、療養觀念納入，如此怎可能對「溫泉保養地」有架構式的了解？最終任憑各地溫泉恣意發展，當然與具有療養性質的溫泉保養地，相去甚遠。也就是各溫泉地或度假村，都有必要具有「全國視野，在地特色」的規劃方式，且應設法避免各地的相互抄襲。最好能栽培一群具有溫泉規劃能力的溫泉研究者、專業輔導者及顧問群，協助各地的溫泉地進行健康增進的規劃利用，才能為將來發展成為「溫泉保養地」的建置鋪路。

四、政府未能有效輔導溫泉業者與旅行社，合作規劃溫泉地健康旅遊的套裝遊程。

中國大陸改革開放以來，許多產業或商品呈現跳躍（甚至跳級）的發展，惟其基礎及文化底蘊不一定夠紮實。許多旅遊產品也一樣，未能在旅遊的各種相關產品，包括套裝行程、遊憩體驗上多所著墨，大多只是在導覽解說上以近似背誦的制式方式進行。就業者而言，只在意提供規格化、易操作的低成本的產品。這些屬於「傳統大眾觀光」（Conventional mass tourism）的產品，已漸不能滿足當代不少高端遊客的需求，而這些高端消費者才更是重視健康、高品質的「溫泉保養地」旅遊產品的主要消費群。以「溫泉保養地」所需用的專業知識，它已是未來「知識經濟」產業的一種。所以中國政府應該有計劃地輔導旅行社業者，具有足夠的專業溫泉利用相關知識，進而提供具有身心健康暨永續經營概念的「溫泉保養地」。在具有專業知識的投資業者與旅行社的共同行銷與操作之下，方有可能整體提升，讓政府、業者與消費者相互攜手，共同為溫泉保養地的健康旅遊而努力，而能展現出優良成果。

第四節 發展「溫泉保養地健康旅遊」的初步構想

一、「溫泉保養地」的整備

中國大陸如果打算像德、奧、捷、匈、日等一樣發展、建制「溫泉保養地」或類似產品的話，就現況評估其自然、人文條件，認為中國大陸應有過之而無不及。不過從以上各國的經驗模式，以及徐唯正（2005）以台灣為個案的研究，所提出的一些構面及條件的建議觀之，「溫泉保養地」還需建立許多制度、配合的條件的相輔相成方可。但中國大陸由於是跳躍式的發展方式，在法規的完備、制度的建立上，仍潛存著一些問題。

整體觀之，中國大陸地大物博，具有江河、湖泊、高山、高原、原始森林等多樣性地理環境與豐富動植物資源，以及至少 56 個多元民族文化與悠久歷史資源，又具有最核心、最豐富的溫泉、地熱資源，非常具備發展「溫泉保養地」的一些客觀條件。

唯如需更為具體且完備，則應從資源調查、交通選址、基本規劃、認證制度等各種面向，再做進一步的考量：

1. 政府應全力進行溫泉地的溫泉資源總調查、擬定長短計畫目標、相關政策與法規，並邀請專家學者協助，並對於專業投資者予以獎勵與協助。

2. 溫泉地選址應對自然環境、人文歷史與產業特色進行翔實的調查，並規劃能呈現當地文化風格、塑造度假氛圍的溫泉保養地。

3. 溫泉地的總體規劃，應重視設施「功能分區」，暨經營管理的概念。可參考矢崎英夫（2002）及圖 1.5。

4. 未來應有計畫地推動溫泉保養地、溫泉健康指導人的認證。也應重視溫泉醫生的培訓及認證，並將溫泉保養地聯結醫療資源，建構完整的溫泉休養、保養、療養等服務體系。

依上述建制「溫泉保養地」應有的構面及一些基本條件的考量（參考圖 5.9，徐唯正，2005），中國大陸未來較適合發展溫泉保養地的地方，亦可參照德、日等國家溫泉保養地發展的特色，考量其規模及鄰近保養地資源條件是否互補。目前根據書面文獻資料大略評估，中國大約有下列四大區塊可考慮優先列入遴選：

1. 西南方：雲南騰沖、昆明安寧及四川重慶、成都。

2. 東南沿海：廣東從化 + 清遠、福建廈門 + 漳州與海南島瓊海、海口。

3. 山東膠東半島的青島、威海 + 煙台及遼寧遼東半島的大連、興城。

4. 其他具規模溫泉地熱田地區：北京小湯山、天津 + 廊坊（永清 + 壩州 + 固安）、陝西西安臨潼 + 咸陽。

二、以「溫泉保養地健康旅遊（旅遊或產品）」所做的政策支持

中國大陸如能有計劃地努力，將來在溫泉資源發展的成就上，不會僅止於德、日的「溫泉保養地」與「國民保養溫泉地」、「國民保健溫泉地」的成果，它還可能藉以帶動全國的保養（康養）、療養的旅遊市場、保育溫泉地的環境，並可能減輕龐大的醫藥負擔，進而提升全民的身心靈的健康水準。也就是它同時具有經濟效益、社會效益、生態效益等，而其能否成功，則端賴政府強而有力

的政策支持。

　　雖然中國大陸政府未直接以源於西方的名詞「溫泉保養地」、「健康旅遊」置入政策中，但其類似的名詞，以及相關政策之間的相互支援，早已具足達到「發展溫泉保養地健康旅遊」的長、中、短期的政策目標。例如：

1. 中國政府於 2016 年提出「健康中國 2020、2030、2050 戰略」等短、中、長期國民健康服務目標。查其內容，將陸續推行中醫非藥物康復療法、醫養結合、優化多元醫辦、發展 AI 智能健康管理服務、溫泉健康運動資源建置、健康增進保險商品推行等，這些全都極有助於以「溫泉保養地」為吸引力（物）所帶動的「健康旅遊」。可見目前看得出已有潛在政策在做背後的支持。

2. 中國大陸的政策內容已經直接出現「康養旅遊」（Health and Wellness Tourism）（對照國際英文學術用語）等字眼。其涵蓋面不只是休養、保養（保健）、療養，甚至還包括到福祉、幸福，比起德、日等原先的制度設計甚至更有過之。2016 年 1 月，中國政府所發佈的《國家「康養旅遊」示範基地標準》，就足以說明將來如能按部就班採取行動，溫泉保養地的建置終將大有可為。由於有政策、計劃的支持，相當有助於建構屬於中國特色的「溫泉保養地」。就以目前最接近溫泉保養地的例子——四川成都西南方的峨眉半山七里坪為例，它擁有優越的養生地理條件、浴療溫泉資源、健康增進設施、世界文化與自然雙重遺產地的指定、佛道文化資源、綠色食品產業基地、中醫藥

養生與抗衰老產業示範基地等基本條件，有利於選定作為中國未來發展「溫泉保養地」的示範區（參見本章第五節）。

3. 2017 年，在中國第十九次全國代表大會所提出國民健康服務的報告中，就其內容將對溫泉保養地未來的發展，產生相當的激勵作用，也可為未來的發展勾勒出一個政策大綱。只有像這樣完備的政策內容，以及政府願意列入長、中、短期計劃目標，才是發展「溫泉保養地健康旅遊」旅程或產品的最佳保證。

第五節 發展中極具潛力的案例：四川省峨眉半山七里坪

其實，中國大陸當前已有一些溫泉地正在朝著「溫泉保養地發展健康旅遊」的概念發展，且正在積極進行著。雖然概念架構不完全吻合，用詞也不太一樣（中國使用「康養旅遊」（Wellness Tourism）一詞，即本書前面使用的「保養旅遊」），但已具備一些雛形了。以下我們舉四川省七里坪的案例，來映照德、日「溫泉保養地」的概念架構就可一窺端倪，同時本研究也藉以提出一些初步評價與芻議：

四川省的峨眉半山，它是一個相當著名的避暑勝地，大多數人認為它是個擁有溫泉的絕佳「康養旅遊地」（請對照本書第一章第八節，圖 1.17），算得上是一個很適合保養（康養、保健（Wellness））身心的地方，以下吾人可從它所具備保養地核心條件、當地的開發、吾人的評價與建議等三方面來分析。

一、核心的保養地條件：

（一）地理環境頗適合養生

七里坪位於四川極著名的佛道聖地峨眉山的西北側，在海拔1,300-1,500 公尺的高山平台上。森林覆蓋高達 95%，原生物種非常豐富：植物 3,700 多種，其中藥用植物就有 1,600 多種，動物有 2,300 多種；至於溫度，年均溫 18℃，夏日約介於 24℃ -29℃，溫度宜人；該地區空氣負離子濃度高達 6 萬到 8 萬個 /cm^2，大約是一般城市的 160-200 倍。這種優質的空氣足以淨化血液、清肺，亦可調節氣溫、促進新陳代謝等。其各種客觀條件，如對照本書第一章，各專家學者所指出「溫泉保養地」所應該具備組成因素，它幾乎都符合，尤其在地理環境天然條件這一項，它幾乎完全吻合。

（二）它擁有有利於健康、醫療的溫泉資源：

參考目前七里坪已設置的溫泉飯店、國際度假村溫泉水的相關資料，該區域的溫泉水水溫大約 ≧ 55℃，出水量達 20,000 噸，PH 值介於 7.4-7.9，屬弱鹼性硫酸鹽泉，且含多種具醫療價值元素，可改善胃痛、關節炎、皮膚病等。這對於重視健康、療癒的「溫泉保養地」而言，絕對有其優勢。

（三）它擁有足以淨化身心靈的宗教文化資源：

由於七里坪所位處的四川峨嵋山，它既是中國道教的發源地，也是中國四大佛教勝地之一。長年在佛道文化薰陶下，此地也發展出易筋經武術會館、森林養生禪道、雲台書院和禪意精舍等，足以安養身心靈的場所暨設施。這些有形、無形的文化資產，多很有利於發展溫泉保養地。

二、當地的開發與建設成果

目前該地已闢建有「瓦屋山國家森林公園」木棧步道、文藝培訓基地、熊貓主體酒店、雲台書院、風情酒吧、綠色食品生產基地等等。這些相關的設施有的有助於紓解身心壓力，有的可以提供體驗當地的文化，有的可以為藝術創作找到靈感的基地，有的可做為武術訓練的場所，有的做為宗教信仰的禪院等等。這些軟、硬體大多可以做為修復身心靈，發展「溫泉保養地」的基石。

三、七里坪發展「溫泉保養地」的粗淺芻議

（一）七里坪應該把「保養（康養）度假」擴大、提升為「健康旅遊套裝行程」

七里坪從 2009 年開發以來，歷經三次轉型，分別為：避暑度假區、養生度假區及 2015 年的療養度假（即保養（康養）度假，Wellness Tourism）。它是以「省」的層級進行規劃，卻未從「健康旅遊套裝行程」整體較寬宏的視野，結合餐飲、住宿、文化體驗、生態導覽等全方位，具娛樂性質的旅遊行程概念來發展。如此將使得產品的效益不夠高，尤其在冬天下雪時，未能提供具互補性質的一些室內外設施與活動，如此，對於冬天造訪的遊客的滿意度可能不會太高，對當地所能發揮的「觀光乘數」效果可能不佳，也不容易將旅遊所創造的福祉回饋給當地居民，殊為可惜。似可參考前揭奧地利加施坦（Gastein）的山谷，以全年性「溫泉運動保養地」的經營模式，把時間與空間都拉長、放寬，方可發揮較高的經濟效益。

（二）應有效地保育溫泉資源的利用方式

目前採用六十多個溫泉泡池的利用方式，需大量用水，且溫

泉的放流耗用量相當可觀，一到冬天因熱損耗量須補充大量溫泉，往往造成溫泉過度抽取，易造成溫泉資源枯竭。建議應納入專業人士參與規劃，且現場應有專人指導等，以健康為導向的溫泉利用方式，如此方可提高溫泉利用的效益，且才可以保育溫泉資源的永續利用。

（三）應該增設溫泉療養館（Kurmittelhaus）等設施，以發揮溫泉的醫療功能

可參考德國、日本的做法，在溫泉保養地設置溫泉醫院，並派請溫泉醫師駐診；亦可增設溫泉療養館或健康促進設施，配置入浴指導員，並執行醫師所開的療癒處方。藉由溫泉療養館等這些設施以提高溫泉健康、醫療、養生等功能，再擴及發展「溫泉健康、保養（康養）旅遊套裝行程」，如此，溫泉保養地的身、心、靈健康、保養等功能，才更能發揮得淋漓盡緻。

（四）應妥善維護、管理當地的生態環境

目前隨著七里坪的開發、訪客的湧入，已在當地製造了頗為可觀的垃圾，也增加不少廢水的排放，使得生態環境似乎難以負荷。而生態環境的完好，是溫泉保養地經營的一大關鍵性因素。建議應有一套環境維護管理與資源回收再利用計畫，以妥善維護當地的生態環境，也確保溫泉地的永續利用。

（五）須備有多樣休閒活動的指導員及課程

溫泉保養地相當重視客人的深度體驗活動，包括生態、文化、園藝等。而溫泉深度的體驗活動就必須在過程有相當的專業，例如專業的活動指導員，以及專業的課程。而七里坪本即具備這些客觀

的資源，且非常的豐富，尤其其 95％的森林覆蓋率及林間步道，如能配合生態導覽、森林瑜伽、太極氣功等活動，將更具醫療功能。惟這些活動大多需有專業的活動指導員的協助，也需學員（客人）能上一些相關的課程。只可惜七里坪尚欠缺這些服務，未達到這種水準，似乎還有再發揮的空間。

（六）交通系統不夠完善

七里坪距離大都市四川成都雖只需 3 小時車程，符合學理上的標準，但其中的轉搭、接駁的車班不足，路況不佳，客人旅程舟車勞頓。反觀德國、日本的保養地規劃，多會在區外設置停車場，再利用電動接駁車載運客人；如此可減少大量私人客車長驅直入，避免造成環境負荷、空氣污染，和危及客人的安全問題。這也是未來七里坪在進行整體規劃時，不宜掉以輕心之處。

（七）發展成「在地化」的「中國式的溫泉康養地」

從德、奧、匈、捷、日各國的發展經驗，它們雖多有遵循原本德國「溫泉保養地」的基本架構，但也各有因著當地環境的不同，而予以「在地化」的發展。簡單地說，從德國的「溫泉保養地」、日本的「國民保養溫泉地」、「國民保健溫泉地」，仍至泛德地區國家（奧、捷、匈）的「醫療溫泉地」，它們溫泉地的內涵多略有不同。大陸有其風土民情，也有不同的溫泉利用習慣，再加上中國大陸未來制定相關的法規與政策時，也會有其不同的國情考量。因此，七里坪也必須發展出其中國式的、在地化的「溫泉康養地」，才能符合其五千年泱泱大國的優越形象。

引用文獻

中文部分

- 二十一世紀研究會（2003）（洪郁如 譯），地名的世界地圖，台北：時報文化，P23-26。

- 王之相（2013），日本溫泉文化的生成，止善，15：P69-86。

- 王敏順（1994），溫泉區國民旅社暨保健中心設計解析，現代營建，July：P39-45。

- 何小芊（2013），中國溫泉旅遊與歷史地理研究，P35-P48，P95-P138，武漢：旅遊教育出版社。

- 吳美華（2002），日治時期台灣溫泉建築之研究，桃園：中原大學建築學系碩士論文。

- 吳淑華（2011）溫泉 36 享，台北：天下雜誌出版社。

- 宋祖慈（2003），草津名物：一天四次「時間湯」，自由時報，12 月 18 日版。

- 宋聖榮、劉佳玫 （2003），台灣的溫泉，台北：遠足文化。

- 李宗宏（2003），台灣溫泉區遊客行為之研究，收於立德管理學原院，健康休閒管理學群編，2003 健康休閒暨觀光餐旅產官學研討會，P c-10-1~c-10-11。台北：揚智。

- 李銘輝、郭建興（2000），觀光遊憩資源規劃。台北：揚智。

- 周順安（2004），台灣溫泉資源分布與利用，新竹：財團法人工業技術研究院。

- 林芝安（2001），溫泉養生之旅，康健雜誌，Dec：P50-P54。

- 林建伸（2001），溫泉地開發經營與管理（二），現代地政

245 期，Nov：P35-39。

- 林裕仁、李國忠（2000），林業研究專訊，39 期，台北：林業試驗所。

- 邱淑玲（2002），南韓泡湯漸走出風格，民生報 9 月 9 日 /B7 版，台灣。

- 保繼剛、楚義芳（1999），旅遊地理學，北京：高等教育，P13。

- 信建吾（2000），德國頂級溫泉鄉－巴登巴登，中央綜合月刊，Dec：P123-125。

- 洪德俊（1999），草津溫泉感謝祭，收於厚生基金會編，台灣溫泉研討會溫泉觀光年 1999 論文集，P59。

- 洪德俊（2003），台灣溫泉產業永續經營之研究 - 以北投溫泉為例，第二屆 21 世紀產業經營管理國際學術研討會論文集，高雄：國立高雄應用科技大學。

- 胡蕙寧（2003）水療之城，自由時報，8 月 22 日版。

- 凌德麟（1988），台灣省重要資源之調查研究報告，台灣：台灣省交通處旅遊事業管理局。

- 夏鑄九（1988），台灣北部地區溫泉規劃－台灣溫泉旅遊之分析與政策擬議，台北：台灣大學土木工程研究所都市計畫研究室。

- 夏鑄九（1999），從歷史人的脈絡思索台灣溫泉的未來發展，台灣溫泉研討會溫泉觀光年 1999 論文集，P22-30。

- 孫仁和、張德儀、黃旭南（2002），台北市溫泉遊憩區遊客行

為之研究，戶外遊憩研究，15（2）：P1-22。

- 徐明福（1998），歷史遺跡的再現－英國巴斯的羅馬浴場博物館，建築師，Jan：P112-115。

- 張林（1991），大陸療養度假勝地，P1-P33，P85-P130，台北：丹青圖書有限公司。

- 張國謙、蕭元哲、吳英偉（2003），應用健康概念推廣溫泉休閒產業發展之研究，收於立德管理學原院，健康休閒管理學群編，2003健康休閒暨觀光餐旅產官學研討會，（P A-15-1~P A-15-11）。

- 張寶堂（2001），台灣的溫泉資源，工程，Oct：P47-54。

- 捷克國家旅遊局（2003），捷克旅遊手冊，台北：德國在台協會。

- 章鴻釗（1956），中國溫泉輯要，北京：地理學報。

- 許麗苓（2001），北投溫泉鄉，大地地理，Dec：P92-105，台北：大地地理。

- 郭長剛等（2003），古羅馬的智慧，台北：新潮社。

- 郭萬木（2004），從溫泉管理問題談溫泉法。

- 陳信甫、林珊妏（2002），中國禪風對日本庭園風格之影響－以京都地區為例，中華佛學研究，6：P445-482。

- 陳家勉（2014），溫泉醫療概論，台北：華杏出版社。

- 陳惠慈（1991），溫泉區開發評估指標優先順序之研究，P2-30，台中：逢甲大學都市計畫學系。

- 陳睦琳（2002），巴登巴登-歐洲的夏都，TOGO雜誌，

March：P70-71。

- 黃躍雯（2004），從溫柔鄉到「新」溫泉鄉－新北投休憩空間再發展機制的探究，地理學報，38：P63-91，台灣大學地理環境資源學系。

- 塩野七生（2004），（鄭維欣 譯）羅馬人的故事Ⅹ－條條大道通羅馬，P160-165，台北：三民書局。

- 經濟部中央地質調查所（2003），溫泉療法簡史，台灣溫泉地質網【線上資料】，來源：http://210.69.81.66/hotspring/modules.php?op=modload&name=Forums&file=viewforum&forum=22。

- 葉實現等（2015），礦泉與康復醫學，P42-P47，P51-P79，福州：福建科學出版社。

- 鄒統阡（2018），健康養生旅遊經典案例，P69-P82，北京：旅遊教育出版社。

- 漢寶德（2001），溫泉的自然與文化，大地地理，Feb：P6，台北。

- 劉必權（2003），德國（上）、（下），台北：川流出版社。

- 德國國家旅遊局（2003），德國旅遊手冊，台北：德國在台協會。

- 鍾佩娥（2001），溫泉的自然與文化，大地地理，Feb：P106-125，台北。

- 蘇嘉富（2002），溫泉治療，北市醫誌，37（5）：P69-73。

- ALEXIA BRUE（2004），Cathedrals of the Flesh，台北：閱讀地球文化。

- W.Bruggemann，W.（2002），克奈普預防醫學指南 KNEIPP VADEMEGUM PRO MEDICO，P7-P58，台北：Sebastian Kneipp 出

版社。

- 李英弘、李昌勳譯（1999）（Gunn, C. A. 原著），觀光規劃基本原理、概念與案例（1st ed），P378-379，台北：田園城市文化。

- 中國石化新星公司 中国地热显示及温泉分布 (2013)，https://www.cnspc.sinopec.com/cnspc/

- 日本溫泉學會，国民保養温泉地へようこそ (2010-2021)，https:// www.spa.or.jp/kokumin_spa。

- 水利法規查詢系統，http://www.wralaw.wra.gov.tw/。

- 百度網，http://www.baidu.com/。

- 健康中國 2020 規劃綱要，https:www.baike.baidu.com/。

- 健康中國 2030 規劃綱要，http://www.lawtw.com/。

- 廣東溫泉網， http://www.gdwqw.com/。

日文部份

- NTT 資料經營研究所（2003），日本湯本溫泉各類溫泉指導員認定資格制度及導入目的、服務範圍，NTT 資料經營研究所調查報告，東京。

- 阿岸祐幸（2003），溫泉環境の日歐比較，FOURM' 1986，日本；NPO 法人 溫泉と健康 FORUM 實行委員會

- 阿岸祐幸（2003），ドイヅ的溫泉利用，FORUM' 2003，日本；日本政策投資銀行。

- 井上昌知（1990），保養地の條件，日本：NPO 法人 溫泉と健康 FORUM 實行委員會，FORUM' 90 。

- 井上昌知（2000），パネルディスカッション -2 生き残れる溫泉地経営，FOURM' 2000。

- 井上昌知（2002），日本の自然公園と溫泉地の保全，FORUM' 2002。

- 井上昌知（2004），伝統的な溫泉保養地の運営，FORUM' 2004。

- 井上昌知（2004），歴史から見る溫泉保養地の変遷（日本編），FORUM' 2004。

- 岩崎輝雄、岩崎惠美子（1990），成熟社會的處方箋－休養のすすめ，日本：NPO 法人 溫泉と健康 FORUM 實行委員會。

- 岩崎輝雄（2002），クアハウスの健康學，建築設計資料 31 溫泉、クアハウス P26-P28，日本：建築資料研究社。

- 岩崎輝雄、岩崎恵美子（2002），ビジネスマンのための休養学，P127-P160，東京；講談社。
- 橋本文隆、杉本洋文、竹內康子、名古屋有司（2002），湯空間の創造，建築設計資料 31 溫泉、クアハウス P4-15，日本：建築資料研究社。
- 群馬縣政府（2003）テルメぐんまマスタープラン（群馬縣溫泉保全總合計画），日本：群馬縣政府。
- 健康的溫泉（2011），日本健康開發財團。http://www.jph ri.or.jp/
- 山村順次（1990），世界の溫泉地，P1-23，日本：大明堂。
- 山村順次（2004），世界の溫泉地發達と現況，P1-P35，東京；日本溫泉協會。
- 社団法人民間活力開發機構（2007），溫泉療養の手帖，P69-P77，東京；社団法人民間活力開發機構。
- 朱瑞豐、許承先（2008），日本溫泉療養介紹，旅遊健康學刊：7（1），P31-42。
- 勝木建一（2004），溫泉地と連携して「溫泉マイスター」養成に動く，FORUM'2004。
- 小嶋碩夫（1990），泉の医学的活用の基盤と療養地学への展開 FORUM'90，日本：NPO 法人 溫泉と健康 FORUM 實行委員會。
- 小野倫明（2004），いわき市におけるバルネオセラピスト（溫泉保養士）育成の取り組みと課題 FORUM'2004。
- 植田理彥（1986），溫泉設施の変遷とクアハウス，FOURM'86，日本：NPO 法人 溫泉と健康 FORUM 實行委員會。

- 植田理彦（1988），溫泉と社會趨勢，FOURM' 86，日本：NPO 法人 溫泉と健康 FORUM 實行委員會。
- 植田理彦（1989），溫泉とリゾート，FORUM' 89，日本：NPO 法人 溫泉と健康 FORUM 實行委員會。
- 植田理彦（1994），溫泉はなぜ体によいか，P164，P200-P204，東京；講談堂。
- 植田理彦（2000），いわき湯本保養プログラム開発と今後の課題，FORUM' 2000。
- 植田理彦（2000），わが国の伝統ある温泉地に望む，FOURM' 2000。
- 植田理彦（2000），パネルディスカッション－3魅力ある温泉地のホスピタリティのあり方，FOURM' 2000。
- 植田理彦（2004），溫泉保養地設施サービス，FORUM' 2004。
- 森永寬（1990），療養地療法展望，FORUM' 90 ，日本：NPO 法人 溫泉と健康 FORUM 實行委員會。
- 杉尾伸太郎（2004），温泉保養地における環境（空間）のあり方，FORUM' 2004。
- 石川洋美（2001），時余り時代の風呂革命，建築設計資料 82 溫泉、クアハウス 2，P4-30，日本：建築資料研究社。
- 曽山毅（1999），台灣北投溫泉の變遷，日本觀光研究學會全國大會研究發表論文集，14：P217-222，日本：日本觀光研究學會。

- 大塚吉則（2004），溫泉保養のための栄養、運動，FORUM' 2004。

- 大島良雄、矢野良一（1991），温泉療養の指針（改訂第三版），P12-14，P91-P92，東京；日本溫泉協會、サコー印刷株式會社。

- 大島良雄（1986），溫泉と文化，FORUM" 86，日本；NPO 法人 溫泉と健康 FORUM 實行委員會。

- 大野正人（2004），溫泉保養地経営の課題と展望，FORUM' 2004。

- 池內紀（1990），西洋溫泉情事，P26-41；P128-143，日本：鹿島出版會。

- 中田裕久（2004），溫泉保養地環境の形成，FORUM' 2004。

- 藤井幸雄（1990），保養地と氣候，FORUM' 90 ，日本；NPO 法人 溫泉と健康 FORUM 實行委員會。

- 日本溫泉氣候物理醫學會（編）（1990），溫泉醫學（教育研修會講義錄），P117-P118，東京；交通印刷株式會社。

- 日本クアハウス（KURHAUS）協會（2003），會員加盟設施一覽表。

- 日本温泉療法医会（1999），入浴・温泉療養マニュアル，P20-P21，P31-P36，P143，東京：JTB 印刷株式會社。

- 日本 KURHAUS 協會，日本溫泉地類型，日本環境省、厚生省、群馬縣溫泉保全白皮書（2003），東京。

- 白水晴雄（1998），温泉のはなし，P145-155，東京；技報堂出版株式会社。

- 白倉卓夫（2002），温泉保養地における健康づくり，FOURM' 2002 。

- 白倉卓夫（2002），温泉保養地における健康管理，FOURM' 2002 。

- 白倉卓夫（2004），温泉保養地とは，FORUM' 2004。

- 矢永尚士（2004），温泉保養地とは，FORUM' 2004。

- 矢崎英夫（2002），クアハウス計画，建築設計資料 31 温泉、クアハウス ，P29-32 日本：建築資料研究社。

- 和田信也（2002），馬の温泉療養施設 日本中央競馬会競走馬総合研究所常磐支所の概要，FOURM' 2002 。

- 奥村明雄（2004），温泉地環境の保全，FORUM' 2004。

- 豬爪範子（1997），地域づくりとリゾート整備農山漁村における內發觀光開發の成果と課題。

- 齊藤幾久次郎（2002），温泉療法について，FOURM' 2002。

- Yunikomu（1990），Aqua Business Planning Guide， 日 本：Yunikomu。

- アヒム・フライ（2002），ワインの嗜好と温泉文化（Badekultur）- 健康志向の考え，FORUM' 2002。

- ウォルフガング・ナールシュテット（2000），パネルレポート 1 「ヨーロッパにおける温泉利用客の動向とライフスタイル」，FORUM' 2000。

- ウォルフガング・ナールシュテット（2000），水による治癒（温泉）：健康と社交の場としてヨーロッパの温泉保養地

の過去から未来へ健康予防と治癒の間に位置するレジャー，
FORUM'2000。

- ・ サンブックス（2002），世界の温泉&SPAリゾート，
  P12-P17，P40-P51，P64-P66，東京；星雲社。
- ・ ジーグルン・ラング（2000），ヨーロッパの健康保険と温泉
  保養地における新しい動向～バーテン・バーデンの新プロジ
  ェクト，FORUM'2000。

英文部份

- Napier, Eloise, (2002), Spas-Exceptional Destinations Around the Word, U.S：Abbeville Press.

- Crebbin-Bailey, Jane, Harcup, John, Harrington, John, (2005), The Spa Book -The official Guide to Spa Therapry, UK：Thomson.

- Laushway, E. (2003), Ah spa: Hot & healthy vacations in Europe. ProQuest Information and Learning Company. http://gateway.proquest. com/openurl?ctx_ver=z39.88-2003&res_id=xri:pqd&rft_val_fmt=ori:f mt:kev:mtx:journal&genre=article&rft_id=xri:pqd:did=00000028081 1311&svc_dat=xri:pqil:fm

- Asensio, Paco (2002), Spa & Wellness Hotels,UK：teNeuws.

- Alpentherme (2015), https:// www.alpentherme.com/en

德文部份

- Alev Lytle Croutier（1992），Wasser Eliser des Lebens,Germany:Wilhelm Heyne Verlag.

- Bad Wörishofen Deklarationshandbuch(2004), Germany:Bad Wörishofen Reisebüro.

- Fischer Klaus（1998），Baden-Baden , Germany:Verlag Moritz Schauenburg.

- Irene Ernst（2004），wellness & beauty Der große Spa & Hotelguide 2004/2005, Germany:Busche Verlagsgesellschaft mbH.

- Walter Knasmuller（1998），Baden-Baden Gestern Heute Morgen,Germany:Steinbrük-Druck.

- Bad Gastein Radontherapie Heilstollen(2015), https:// www.gasteiner-heilstollen.com/de/

- Bad Gastein（2015），https:// www.gasteinertal.com/bad-gastein/

- Bad Orb（2017），https:// www.bad-orb.info

- Baden-baden（2015），https:// www.baden-baden.com/

- Budapest Official Tourist（2017），https://www.budapestinfo.hu/

- Garmisch Partenkichen（2017），https:// www.garmisch-partenkirchen-info.de/

- Karlovy Vary-Office Tourist（2017），https:// www.karlovyvary.cz/en

國家圖書館出版品預行編目資料

溫泉療癒：溫泉保養地與健康旅遊 / 黃躍雯、林永棋、徐唯正 著
--初版-- 臺北市：博客思出版事業網：2024.01
　　　面；　公分. --（醫療保健；15）
ISBN：978-986-0762-46-4(平裝)
1.CST: 溫泉 2.CST: 健康法 3.CST: 旅遊
411.13　　　　　　　　　　　　　　　　112004446

醫療保健 15

溫泉療癒：溫泉保養地與健康旅遊

作　　者：黃躍雯、林永棋、徐唯正
編　　輯：楊容容、沈彥伶、古佳雯、張加君、塗宇樵
美　　編：塗宇樵
封面設計：塗宇樵
出　　版：博客思出版事業網
地　　址：臺北市中正區重慶南路1段121號8樓之14
電　　話：(02) 2331-1675 或 (02) 2331-1691
傳　　真：(02) 2382-6225
E - MAIL：books5w@gmail.com或books5w@yahoo.com.tw
網路書店：http://5w.com.tw/
　　　　　https://www.pcstore.com.tw/yesbooks/
　　　　　https://shopee.tw/books5w
　　　　　博客來網路書店、博客思網路書店
　　　　　三民書局、金石堂書店
經　　銷：聯合發行股份有限公司
電　　話：(02) 2917-8022　　　傳真：(02) 2915-7212
劃撥戶名：蘭臺出版社　　　帳號：18995335
香港代理：香港聯合零售有限公司
電　　話：(852) 2150-2100　　　傳真：(852) 2356-0735
出版日期：2024年1月 初版
定　　價：新臺幣320元整（平裝）
ISBN：978-986-0762-46-4

版權所有·翻印必究